腎臟病關鍵50問

KNOWING YOUR KIDNEYS

台北慈濟醫院腎臟透析中心主任
郭克林——著

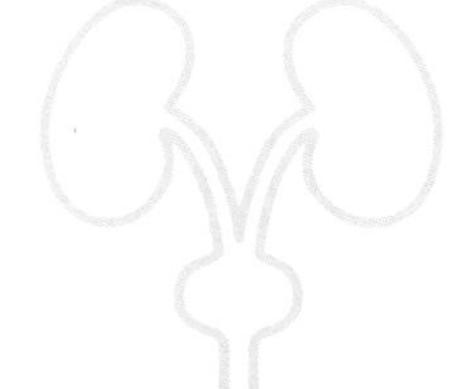

文經社

推薦序

江山代有人才出 著書立言傳薪火

——黃尚志 教授
台灣腎臟醫學會 慢性腎臟病防治委員會 主委
高雄醫學大學 腎臟內科教授

認識台北慈濟醫院腎臟科郭克林醫師是在參加歐洲腎臟醫學會時，在一路的長談中了解了這位後起之秀，不只研究優秀、醫術高明、熱心教學，還把無限的潛能揮灑於大眾科普與健康教育的寫作。二〇一一年，郭醫師就著書出版了《腎臟病關鍵50問》，用深入淺出的文字，介紹腎臟的構造及功能、腎臟疾病的症狀與診斷、各種腎臟疾病的預防和治療，更對於罹患尿毒症而必須接受洗腎的病人，給予正確的醫療觀念，鼓勵他們積極面對疾病的挑戰，樂觀開創正向的人生觀。如今在醫療科技日新月異發展下，郭醫師改寫了若干章節，加入更新的治療觀念與藥物療法，除提供大眾與病人更正確的腎臟病相關知識外，亦由預防、篩檢、認知、診斷，再到治療的面向，期待大家認識腎臟病、面對腎臟病，終而遠離腎臟病。

台灣人口老化平均年歲增加，慢性病的照護進步而使疾病死亡率降低，加上健保解決病人醫療面的經濟負擔問題，使得接受洗腎的人數增多，終讓末期腎臟病的發生率與盛行率皆名列世界前茅，因此如何降低尿毒症人口，做好整體的防治工作，早期發覺、早期治療，減緩腎功能的惡化，使其不發展至尿毒階段，正是目前全體國民共同面對的挑戰。台灣自二〇〇三年啟動「慢性腎臟病防治計畫」，十多年來已建立起完整的防治體系，拜政府、專業學會、醫療人員與一般大眾的齊心努力，腎臟病的整體防治已有亮麗的成果，並為國際腎臟界所讚許，受引用成為其他國家學習的標竿。

本書《腎臟病關鍵50問》內容易讀易懂，且涵蓋層面廣泛，可提供一般大眾正確的腎臟知識與疾病保健方法，因此無疑是腎臟病防治上甚具價值的知識工具。期待郭醫師理念、智識、經驗的傳播，為台灣腎臟病防治發揮卓著的貢獻！

自序

讓更多人遠離疾病、擁抱健康

腎臟病成為台灣的新國病，傷害許多人的健康，也造成國家龐大的醫療開銷。身為腎臟科的醫師，時常見到因為各種原因而罹患了腎臟疾病的病患，在提供完善的醫療之餘，更希望大眾能夠預防和避免疾病的發生。

於是在二〇一一年出版了《腎臟病關鍵50問》，整合專業教科書上的相關疾病資料、看診病患對疾病的疑問、與醫學生討論的紀錄、大眾來信至本科詢問的問題及解答，以及關於慢性腎臟病的衛教資料等，集結整理成50個問題與回答，並以淺顯通俗的文字，讓大眾更容易吸收和了解。

光陰荏苒，時光飛逝，距離初版已經過了8年。在變化萬千的時代，科研與醫療照護不斷進步，資訊和觀念也持續翻新，為了讓本書內容能夠更充實、精確與完整，除了原本部分章節的補強外，於此次改版在書中新增了幾個章節，包含：尿毒搔癢症、腸道透析、酮酸胺基酸療法、醫病共享決策對於透析模式選擇之幫助、腎與肺的關聯和保健、為什麼腎友的腳多半需要截肢、洗腎瘻管的保養等等，期盼提供給腎友目前腎臟病治療的最新趨勢。

改版期間特別感謝中醫師呂秉勳、營養師李宜晉、研究助理盧佳璟，提供了專業的諮詢與意見，讓本書內容更加完善。期盼這回更新與補充的資訊能對讀者們有幫助，讓更多人遠離疾病、擁抱健康。

故事1

一封讓我畢生難忘的信

故媽媽葉○○女士，多年來一直在你的協助關照下，吃了日本活性碳得以免於洗腎。她近日的告別式，已於11月25日順利完成。我旅居美國多年，於12月17日回美，在此表達子女們對你過往的感謝。

願在此佳節中，聖誕快樂、新年愉快、萬事順利！

——家屬○○筆於台北 12.13.2017

信中的葉女士有多年的高血壓、高尿酸血症，且曾有因乳癌及膽結石而接受過手術的病史。在二○一一年十一月左右開始，因為慢性腎臟病由外院被轉介來我的門診，當時她的肌酸酐值為 2.2 mg/dl，換算成腎絲球過濾率約是 22.71 ml/min/1.73m^2（慢性腎臟病第四期），經我評估危險因子後，我幫她積極控制高血壓、高尿酸，並請病人做低蛋白質飲食的調整。

由於葉女士的兒子非常孝順，又因葉女士有多重共病，很害怕葉女士最後會進入透析的階段，仍希望我給她更積極的治療。於是，我引薦給葉女士一款日本腎臟科醫師使用的一種醫藥級活性碳（AST-120），治療原理是利用 **AST-120**，吸附住腸胃道中可能轉變為尿毒素的前驅物質，再由腸道排出，不讓這些「前驅物（**precursor**）」有機會進入體內轉換成真正的尿毒素，降低尿毒素攻擊全身器官的可能性，進而延緩腎功能惡化，同時保護心臟血管，這就是「腸道透析」的概念。

葉女士使用了 **AST-120** 之後，果然腎功能有了改善，使用後三個月內肌酸酐值就從原本的 **2.2 mg/dl** 降到 **1.8 mg/dl**，之後她的數值也很平穩地維持在1.8至2.2之間多年。二〇一七年十一月，葉女士因為非腎病原因於外院往生，在我們診六年的追蹤期間，她並沒有進入透析階段，完成了當初家屬最大的期待。

這是我使用醫藥級活性碳（AST-120）替慢性腎臟病患者治療的第

一例。此類治療為日本學者首創，在日本已行之有年，只是該治療在台灣並不列在健保給付的項目中，須自費進行，所以台灣的腎臟科醫師對這項治療就相對比較陌生。有了葉女士的成功經驗之後，我在門診中，若是遇到經濟狀況許可，而且意願很高的病人，除了傳統治療的危險因子控制，及低蛋白質飲食的調整之外，我也會推薦病人接受這樣的治療。自此之後，更是激發了我開始鑽研「如何降低尿毒素」的種種策略，後來甚至完成了一些關於尿毒素的研究——所以說病患其實是醫師最好的老師也不為過！

故事2

配合醫囑的郭阿嬤

我門診有一名83歲多年茹素的郭阿嬤，之前有高血壓病史，五年前檢查出有腎萎縮的狀況，腎功能只剩下正常人的7%。依過去經驗判斷，阿嬤可能約半年至一年就必須洗腎，我立即告知郭阿嬤將來有洗腎的風險，並建議她先動瘻管手術，但阿嬤拒絕接受洗腎，也堅持不做洗腎的準備。我與營養師只好建議阿嬤先採行低蛋白質飲食的策略，搭配使用酮酸胺基酸——讓尿毒素變成養分以減輕腎臟負荷——結果原本應是最短半年以內就必須進入透析階段，竟然又多延遲了四年。

「蛋白質」是人類存活的必要營養成分，要攝取蛋白質才能長血、長肉。在身體健康的情況下，攝入體內的蛋白質被分解、利用後，其含氮廢物最終會自尿液中排出。但是慢性腎臟病患者因為腎功能受損，無法順利將蛋白質分解後的含氮廢物排泄出去，最後這代謝產物成了「尿毒素」，傷害了身體。

慢性腎臟病若進入第三期，腎臟科醫師通常會給病人低蛋白質飲食的建議，一日蛋白質的攝取量不能超過「每一公斤體重×0.6至0.8公克」。尤其對於晚期的慢性腎臟病患者，不僅要對飲食中的蛋白質斤斤計較，且務求吃進去的蛋白質皆能「用在刀口上」，恰恰好夠身體使用。除了單純採取低蛋白飲食，降低蛋白質的攝取量，讓腎臟的負荷可以更低，若能配合使用「酮酸胺基酸」，則是另一個能延緩腎臟功能惡化的策略。

酮酸胺基酸為「必需胺基酸」之前驅物質，就像是資源回收車，可以和腎臟代謝不了的含氮廢物進行「轉胺作用」，轉化成身體需要的必需胺基酸，以減少腎臟負擔，同時有效減緩腎病惡化。「酮酸胺基酸」還可避免因為蛋白質攝取不足，而導致患者發生營養不良的情形，可協助患者維持良好的營養狀態。

最新的國外研究顯示，以茹素的極低蛋白質飲食，也就是每天攝取

「每一公斤體重×0.3至0.6公克」的植物性蛋白質，搭配酮酸胺基酸的使用，不僅體內產生的尿素氮（BUN）比較低，洗腎風險也比單純實行低蛋白質飲食還降低了90%。

故事裡的郭阿嬤，是我見過進入末期腎臟病階段以後，運用嚴格飲食及藥物控制，來延緩進入透析療程最久的案例。我常以郭阿嬤的情形為例，來鼓勵其他的腎友：**飲食計畫執行徹底，就能有效延緩腎臟病惡化的速度**。

Part 1 人體最主要的排泄器官——腎臟 019

KNOWING YOUR KIDNEYS 目次 CONTENTS

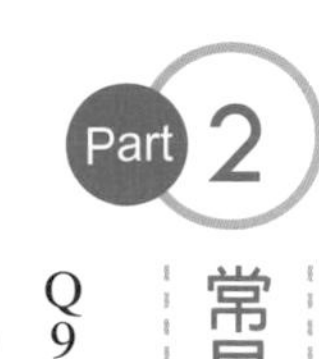

常見的腎臟疾病與相關治療 045

Part 3

腎臟功能替代療法與照護

KNOWING YOUR KIDNEYS 目次 CONTENTS

Part 1

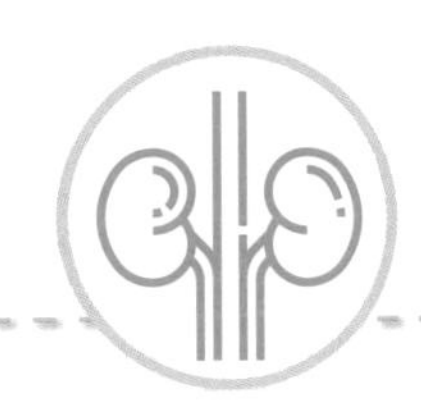

人體最主要的排泄器官——腎臟

Q1 腎臟在哪裡？有多大？是什麼形狀？

腎臟又俗稱「腰子」，是人體內負責「過濾」的臟器，並由腎臟的最小單位——「腎元（nephron）」來製造出尿液。

正常人都有兩枚腎臟，形狀像蠶豆一般，大小比成人的拳頭略小。台灣人的腎臟平均長約10至12公分，寬5至7公分，厚3到4公分，重量約150公克。

腎臟的位置在人體的後腹腔上端，肋骨下緣的脊椎骨兩側，一左一右，外面包覆著透明的鞘膜。腎臟上主要有兩條血管經過，「腎動脈」把血液從腹主動脈運送到腎臟；「腎靜脈」則將血液自腎臟運送到下腔靜脈。

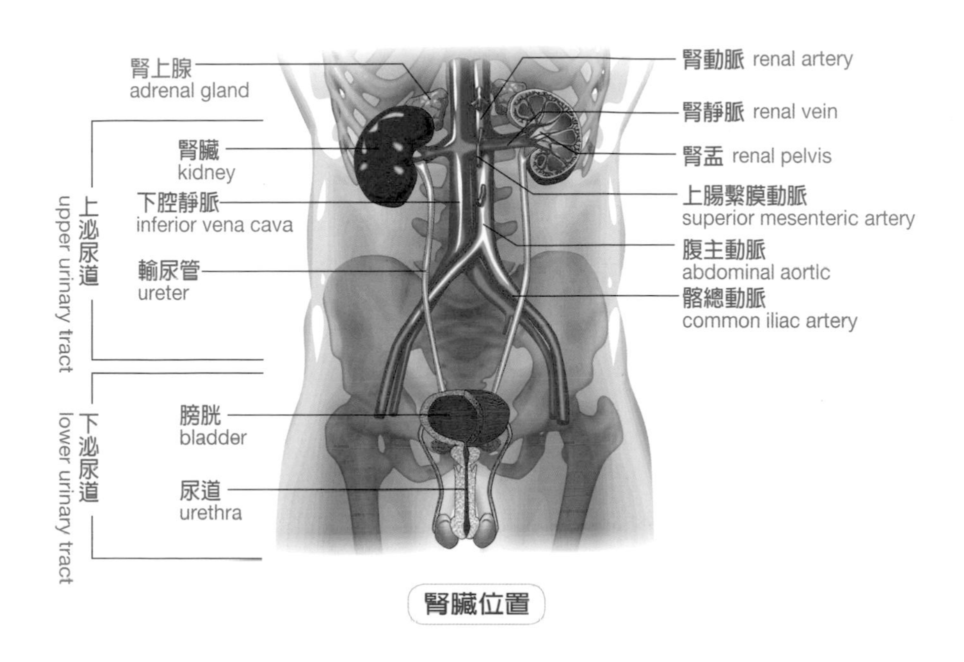
腎上腺
adrenal gland
腎臟
kidney
下腔靜脈
inferior vena cava
輸尿管
ureter
上泌尿道
upper urinary tract
膀胱
bladder
尿道
urethra
下泌尿道
lower urinary tract
腎動脈 renal artery
腎靜脈 renal vein
腎盂 renal pelvis
上腸繫膜動脈
superior mesenteric artery
腹主動脈
abdominal aortic
髂總動脈
common iliac artery

腎臟位置

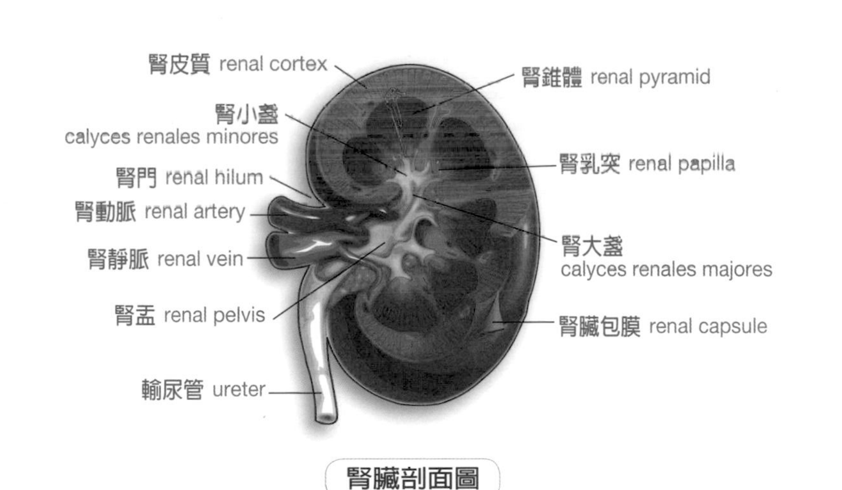
腎皮質 renal cortex
腎小盞
calyces renales minores
腎門 renal hilum
腎動脈 renal artery
腎靜脈 renal vein
腎盂 renal pelvis
輸尿管 ureter
腎錐體 renal pyramid
腎乳突 renal papilla
腎大盞
calyces renales majores
腎臟包膜 renal capsule

腎臟剖面圖

將腎臟剖開，則可以看見外側的皮質和內側的髓質，皮質是介於鞘膜和髓質之間，髓質的尖端又稱「腎乳突」，上頭的小孔是尿液的出口。尿液匯集於腎盂（集尿系統），由輸尿管運送至膀胱暫時存放，約滿至300毫升，便促使副交感神經作用，讓膀胱壁收縮、鬆弛內括約肌，膀胱內的尿液便經由尿道排出體外。藉由尿液的沖洗，可減少尿道的細菌數量，維持泌尿道健康。

西醫裡所謂的「腎臟」和中醫稱呼的「腎臟」並不全然相同，中醫裡講腎功能是包含有「性能力」這層意義的。台語裡所說的「腰子」是「腎臟」，而「腰尺」則是指「胰臟」，這是應該要區分清楚的。

Q2 何謂「腎元」？

「腎元（nephron）」是腎臟的基本構造和機能單位，人有兩顆腎，每顆腎臟約由一〇〇萬個腎元所組成。「腎元」包含了腎小體（含腎絲球、鮑氏囊）、近曲小管、遠曲小管、亨利氏彎管，和共用的集尿管。腎絲球（又稱「腎小球」）、鮑氏囊、近曲小管、遠曲小管位在皮質；亨利氏彎管位於髓質；集尿管則跨越皮質和髓質。

腎動脈從腎門往內延伸到皮質和髓質的交界處，向外分出很多放射狀動脈，再分支成入球小動脈。血液流入腎絲球與鮑氏囊間的壓力差進行「過濾作用」❶，其過濾量則受到入球小動脈和出球小動脈兩側的壓力差所控制，血液在離開腎絲球後合流進出球小動脈，在腎小管周圍的

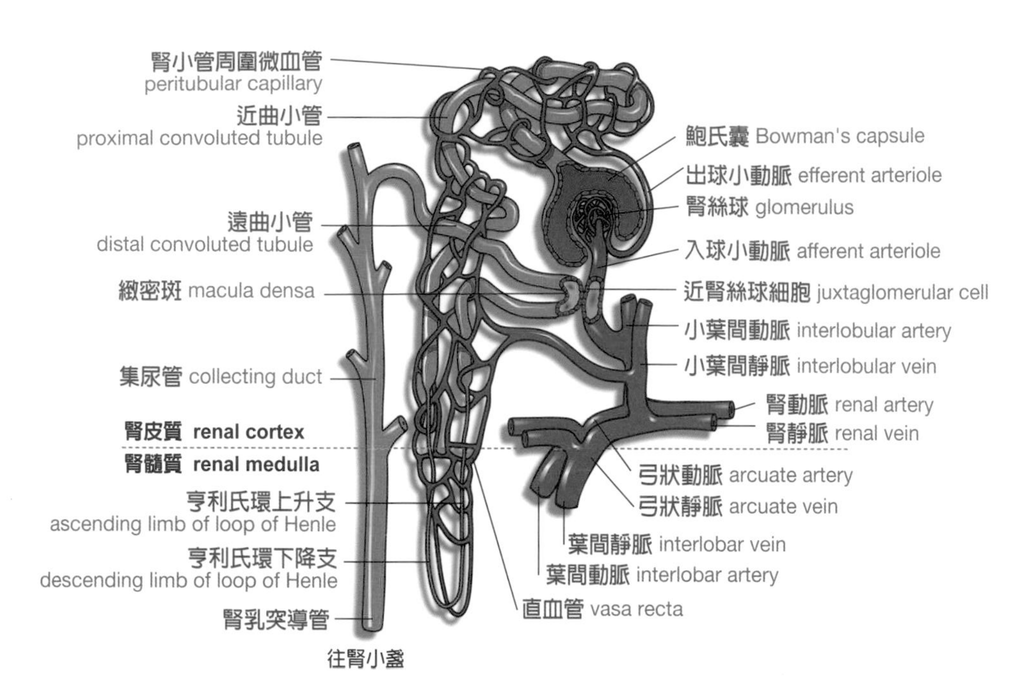

腎小體

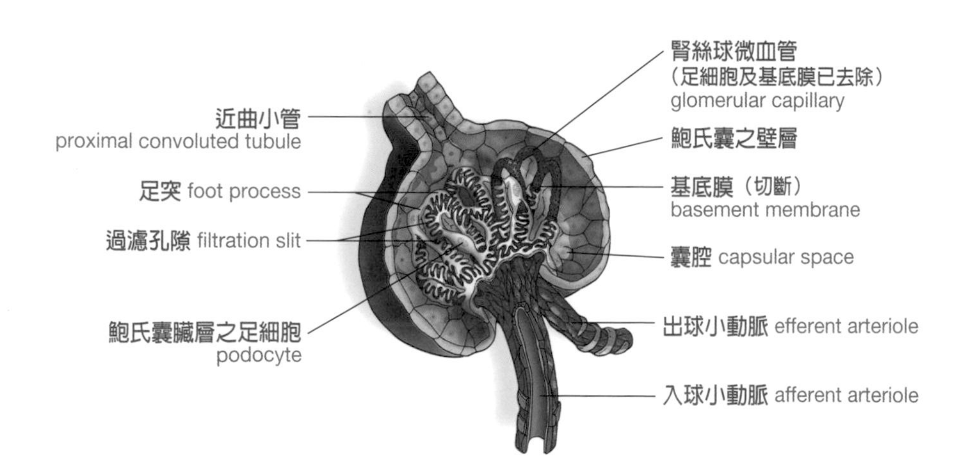

腎小體之顯微結構

微血管之間進行物質交換，最後，途經微血管再匯流至各層次的靜脈，經腎靜脈達下腔靜脈。

腎絲球過濾到鮑氏囊的物質，經過了近曲小管、亨利氏彎管、遠曲小管，進行再吸收與分泌作用後，成為了尿液，注入集尿管集中至腎盂，途經輸尿管流進膀胱，再藉由尿道排出體外。

❶ **過濾作用**：選擇性地揀選、分離混合物質，而獲致所需物質的一系列過程。例如：血液中的水分、鹽類、尿素、葡萄糖等，經過腎臟中腎絲球的過濾作用後進入腎小管，其中的有用物質再次吸收，而代謝廢物則以尿液形式排出。

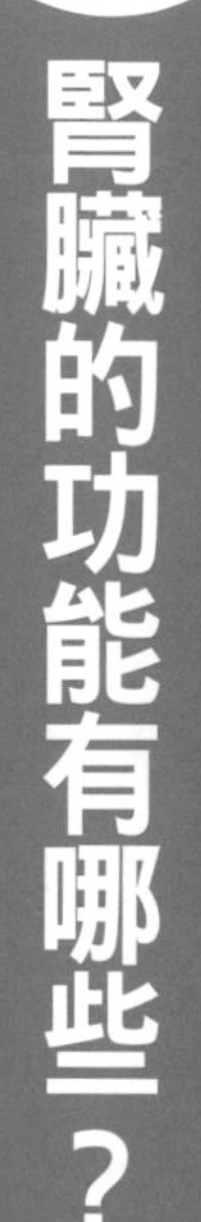

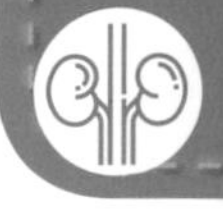

1. 調節體內水分平衡

你是否曾經觀察過自己尿液的顏色，有時候深，有時候比較淡？身體中水分的平衡很重要，水分平衡才能維持滲透壓與細胞體積的穩定。腎臟是管制水分平衡的主要機轉❷。身體主要利用由腦下垂體後葉所分泌出叫作「抗利尿激素（ADH）」的內分泌物質做調控。

腎臟每天最多排出一千至二千毫升的尿量，當身體喝入較多水時，多餘的水分積存在體內，會稀釋血液濃度，又因水本身的滲透壓低，再加上水有利尿作用，而抑制了抗利尿激素的分泌，造成腎小管與集尿管

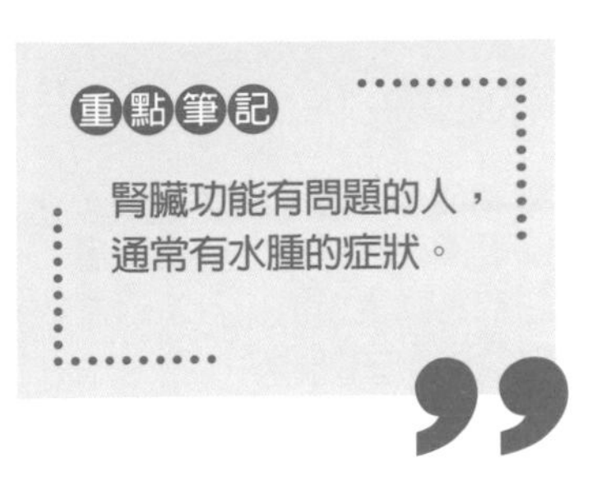

對水分子的通透性變差，水分也就不易再被吸收，而腎臟為了調節就會釋出更多的尿量，尿多而色淡。

相反地，當身體缺水而讓體內滲透壓上升時，抗利尿激素就會大量分泌，作用於腎小管與集尿管，增加對水的通透性，身體吸收水分的能力變好了，腎臟便會排出較濃、較少的尿液，節約身體的水分。

臨床上，當腎功能變差，甚至接近有尿毒症時，水分的排除能力會變差，所以腎臟功能有問題的人，通常有水腫的症狀。

2. 代謝體內有機物質

人類吃進體內的蛋白質，分解代謝後會產生許多的有機廢物，都是

❷ **機轉**：指造成一個系統產生結果或作用的途徑或方式。例如：「致病機轉」，指造成患者正常生理改變的致病原理；「藥物作用機轉」，指藥品經由何種路徑而發揮了作用。

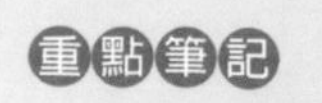

腎功能不好時，醫師和營養師通常會建議病患採行低蛋白質的飲食方法，以減低含氮廢物產生的速率。

隨著尿液排出，如尿素、肌酸酐、尿酸等，經由腎絲球過濾，通過了鮑氏囊便將血液裡的廢物都帶走，加以清除掉。此外，尿液也能排出一些外來的藥物，如：青黴素（penicillin）。

腎臟每日產出180公升含有代謝廢物的過濾液，最終會生成1至2公升的尿液排出體外，其中含氮廢物約佔25到35公克，這些含氮廢物也就是我們俗稱的「尿毒」。因此當腎功能不好時，醫師和營養師通常會建議病患採取低蛋白質飲食，以減低含氮廢物產生的速率。

3. 維持體內電解質的平衡

人體如果缺乏電解質，許多生理機能都會出問題，水分與酸鹼值的平衡也會受破壞；電解質的平衡，可以維持細胞外液（ECF）❸體積和血壓的穩定。而電解質的平衡和身體中礦物質的含量有關，身體過濾液中含量最多的溶質是「鈉」，直接藉由過濾作用到鮑氏囊，並在腎小管中進行主動的再吸收，腎臟有大約80％至85％的耗氧量用在這裡。

「鈉」的再吸收受到內分泌調控，當體內的鈉含量減少時，會引起腎素、血管收縮素、醛固酮分泌，增加腎小管與集尿管對鈉的再吸收，減少鈉的排泄。相反地，當體內的鈉含量增加，則會減少腎素、血管收縮素、醛固酮的分泌，腎臟會排出較多的鈉至尿液中，以維持鈉的平衡。腎小管中「鈉」的再吸收量約可達到腎絲球過濾量的2/3，並隨腎絲球的鈉過濾率有所增減。

根據中央研究院調查，國人每日食鹽（氯化鈉）的攝取量約達10到12公克，不過世界衛生組織（WHO）建議成人每日的「鈉」攝取量為二千四百毫克，約等同6公克的食鹽，雖然在一般情況下，腎臟可以排除多餘的鈉，但若是經年累月地累積過量的「鈉」，會破壞掉體內滲透壓的平衡，又因為水分積存於血管，則更致使血壓上升，因此最好不超過世界衛生組織所規範的每日建議攝取量。

---

❸ **細胞外液**：主要包括組織液（又稱「間質液」）、淋巴、腦脊髓液、血漿（血液中的清液成分）等。

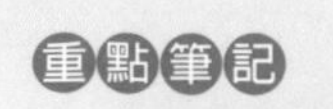

一般成人食鹽攝取量為每日6公克，不可攝取過多。

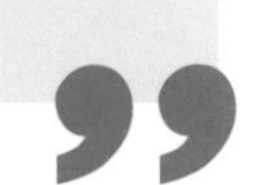

除了鈉，腎臟也是體內排泄「鉀」的主要器官，排泄量約為攝取量的90%。身體血漿中的鉀離子濃度約是4.0 mEq/L，保持「鉀離子」的穩定對於維持細胞膜電位[4]，及肌肉、心肌的興奮性非常重要。「鉀」在腎絲球過濾，在近曲小管、亨利氏彎管上行支做再吸收，而在遠曲小管和集尿管處分泌。每日腎臟的排鉀量約為70～90 mEq。當鉀的攝取量極端增加時，腎臟每天能夠排出500 mEq的鉀至尿液中，以維持鉀的平衡。

血漿中「鈣」的總濃度約為10 mg/dl，其中約有一半會和蛋白質結合，另一半為自由鈣離子。身體中「鈣」的平衡要靠三種器官來共同維持——即骨骼、小腸、腎臟。缺鈣時，會刺激骨骼釋放「鈣」和「磷酸鹽」，又促使腎臟產生「鈣化三醇（calcitriol）」——促進小腸吸收鈣、磷酸鹽；「副甲狀腺素」又直接作用在腎小管，增加遠曲小管再吸收鈣、減低近曲小管再吸收磷酸鹽。腎臟調控「鈣」與「磷酸鹽」的排泄量來維持鈣的平衡。

重點筆記

當腎功能異常時，腎臟排酸的能力變差，此時需要補充外源性的碳酸氫鈉來達成體內的酸鹼平衡。

4. 維持體內的酸鹼平衡

如果吃進的食物含有較多的「硫」和「磷」，在身體內代謝後會產生「硫酸」和「磷酸」，稱之為「代謝酸」。正常人進食，每天體內約會產生 60 mEq 的酸，腎臟也必須要排出 60 mEq 的酸，才能維持體內的酸鹼平衡。

人體正常血液的酸鹼值約為 pH 7.4（呈弱鹼性），當血液酸度升高時，碳酸氫根離子（HCO_3^-）就會被腎臟再吸收，增加氫離子（H^+）的排泄，以維持酸鹼平衡。當腎功能異常，腎臟排酸的能力變差，此時需要補充外源性的「碳酸氫鈉」來達成體內的酸鹼平衡。

---

❹ **細胞膜電位**：組織細胞安靜狀態下存在於膜兩側的電位差，稱為「靜息電位」或「膜電位」。

5. 分泌紅血球生成素、維生素D，及一些調控血管收縮或擴張的荷爾蒙

▼腎臟至少分泌三種荷爾蒙

①**紅血球生成素**（erythropoietin, EPO）：當人體缺氧時，「紅血球生成素」由腎臟皮質的間質細胞製造，此荷爾蒙為一種醣蛋白，能刺激骨髓製造紅血球。慢性腎臟病患者會因EPO分泌不足而有貧血現象，所以面臨洗腎和正在洗腎的病人，如果有貧血症狀，則要另外施打人工合成的EPO，以刺激紅血球生成。

②**鈣化三醇**（calcitriol）：近曲小管細胞內有酵素，能將肝臟處理過的維生素D，添加一個羥基（-OH），轉化成鈣化三醇。鈣化三醇能促進小腸吸收鈣，並且抑制副甲狀腺分泌副甲狀腺素，維持鈣的平衡。

③**腎素**（renin）：由腎臟的「近腎絲球細胞（juxtaglomerular cell）」所分泌的一種醣蛋白，腎素能將「血管收縮素原（angiotensinogen）」分解成「第一型血管收縮素（Angiotensin I）」，經過肺臟，再轉變成「第

二型血管收縮素（Angiotensin II）」。第二型血管收縮素促使小動脈收縮、血壓上升，及促進醛固酮分泌。因此，腎臟對於維持血壓穩定及鈉、鉀的平衡很重要。

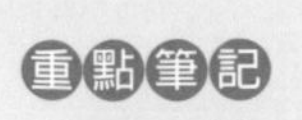

進出腎臟的血流量會受到血壓的調控和影響。

Q4 進出腎臟的血流量很大嗎？

尿液是由靜脈所帶出的血漿廢物及其水分組成，因此腎臟需要有足夠的血液流量來製造與排出尿液。一般人在休息狀態中，流到兩顆腎臟的血流量約為每分鐘一千二百毫升（ml），相當於心臟血液輸出量的1/4到1/5，非常可觀。

腎臟內的血流量分布並不均勻，皮質血流量多，而髓質血流量少，且氧氣分壓也較低。當血壓下降到80 mmHg以下，或在劇烈運動時，腎臟的血流量就會減少；但當血壓在80～180 mmHg之間變動時，腎臟的血流量則保持恆定，這是一種自我管制，也因為腎臟血流容易受血壓影響，長期高血壓就容易造成腎臟的傷害。所以慢性腎臟病患者若合併有高血壓，醫師多會建議控制好自己的血壓，以減緩腎功能的惡化。

Q5 尿液是怎麼形成的？為什麼會有「尿蛋白」？

尿液是怎麼來的？尿液其實來自於血液，血漿於腎元單位經由三個步驟而變成尿液：腎絲球的「過濾作用」，及腎小管的「再吸收」與「分泌」作用。

「過濾作用」是尿液形成的一開始，腎絲球內的微血管比起身體其他的微血管壓力更高，所以通透性比一般微血管高出50倍至100倍。尿液是藉由壓力差而過濾至鮑氏囊中，而腎絲球的微血管管壁會阻擋蛋白質通過，所以過濾液裡不會含有蛋白質。

血漿中除了蛋白質以外，其他分子都很微小，半徑小於14埃（Ångström, 1Å = 10^{-10} 公尺；長度計量單位）的物質，都可以自由通過微血管壁到過濾液之中，所以過濾液會含有鹽類及營養品，如鉀離子、有機酸、有機鹼，也含有像是尿素、肌酸酐等代謝廢物。

通常腎絲球的過濾率約是每分鐘125毫升，也就是一天會過濾180公升。正因為過濾作用會阻擋蛋白質進入尿液，**所以如果醫師在常規的尿液檢查中發現了蛋白質的蹤跡，就會推測腎臟可能發生了早期的病變。**

腎小管的「再吸收作用」會把過濾液中對身體有用的成分，再吸收回血液之中。過濾液每天約有180公升，而尿量通常只有1.5公升，意即有99％以上的水溶液在腎小管時就被再吸收了。物質的「再吸收」，有的是需要耗費能量的「主動運輸」，例如：鈉鹽、葡萄糖、胺基酸等；以及不需要消耗能量就可以完成的「被動運輸」，像是尿素、水分等。

「分泌作用」是腎小管細胞將微血管中的一些物質，分泌到腎小管中，以達到平衡或排除的效果，例如：主動分泌氫離子（H^+）到腔室中，與過濾液的碳酸氫根（HCO_3^-，別名「重碳酸根」）作用後，變成了二氧化碳和水，同時也添加等量的碳酸氫根到血液中。近曲小管細胞能分泌氨（NH_3）、有機酸、有機鹼及藥物；氨的分泌是沿著「分壓」（partial pressure）的壓力差而擴散，屬於被動的分泌。遠曲小管和集尿管的主要細胞，則分泌出鉀離子。

重點筆記

尿液成分：有水分、鉀離子、有機酸、有機鹼、尿素、肌酸酐等。

Q6 尿液的顏色能幫助我們了解腎臟的健康狀況嗎？

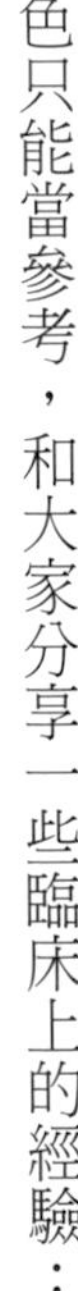

尿液的顏色只能當參考，和大家分享一些臨床上的經驗：

①尿液顏色一般是淡黃色，會隨著尿量多寡、濃縮程度而改變顏色深淺。若顏色變深，可能是體內水分不足，造成尿液濃縮。尿液會呈黃色，是因為尿中含有尿膽素（urobilin）這種物質的關係。

②罹患肝、膽疾病，會讓尿液的顏色呈茶褐色，但還需合併檢視其他相關症狀，像皮膚轉黃、眼白泛黃等。

③尿色偏紅，如果沒有出現其他症狀，有可能只是受蔬果（如火龍果）或藥物的影響。若是除了尿色紅，還伴隨而來尿急和灼熱感，就有

可能是膀胱炎、尿道炎，甚至是腎臟的病變；要是還出現了血塊，甚至可以合理懷疑是結石或膀胱腫瘤。

④要是尿出像「可樂」的黑褐色尿液，很可能是腎絲球腎炎的典型症狀之一，常見於小朋友呼吸道感染後，鏈球菌和大量的抗體結合，堆積於腎臟，便會造成腎絲球的破壞，積累的免疫複合物有的需要好幾個月才能完全清除。此外，慢性腎絲球腎炎也是洗腎的尿毒症患者的罹病原因之一。

⑤藥物也會改變尿液的顏色，例如：尿道炎病患的一些服用藥物，會讓尿液呈紅色或橙色；肺結核藥物，則會使尿液變成橘紅色；B群之中的維生素B_2（riboflavin，又稱「核黃素」），也會使尿液的顏色變黃。

⑥若尿液顏色清如水，可能是因為尿液濃度被稀釋，常見於尿崩症的患者，或喝水過多導致如此。

▼ 尿液顏色及可能成因

尿液顏色	可能成因
淡黃色	正常
茶褐色	肝、膽疾病
偏紅	膀胱炎、尿道炎、腎臟病變
黑褐色且泡沫多	呼吸道感染
其他（如橙色）	受吃入的藥物影響

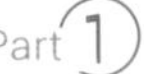

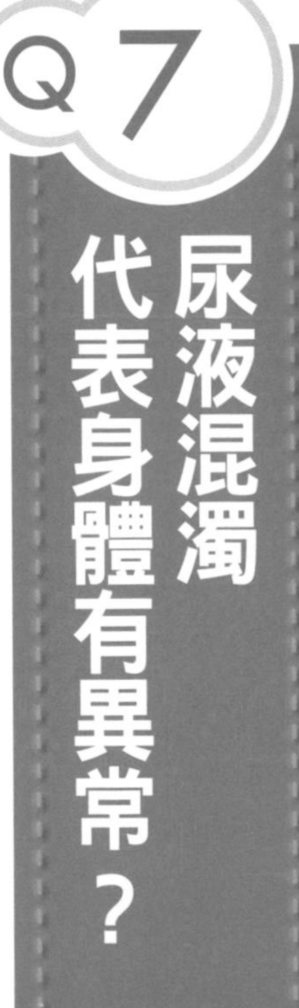

Q7 尿液混濁代表身體有異常？

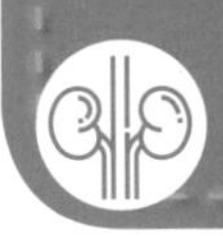

「尿液混濁」是臨床常見問題之一，俗稱「下消」，可能有下面幾種原因：

①**磷酸鹽尿**：是最常見的原因。尿液的「白濁」現象，坊間往往誤會成是象徵性功能異常的「精尿」，其實多半只是因為飲食造成的「尿液鹼化」，才使磷酸鹽沉澱於尿液中而引發了「白濁」現象，與性功能的問題毫無關係。磷酸鹽尿只要多喝水，白濁現象就會消失。

②**膿尿**：指細菌在泌尿道生長之後，產生了發炎反應，進而導致白血球、紅血球聚集，如果又混合了一些脫落的泌尿道上皮細胞或細菌，

就會演變成「膿尿」。臨床上，常合併有發燒、解尿疼痛的症狀。

③**乳糜尿**：這是因為尿液中混有脂肪小球，使尿液呈乳白色不透明狀，就像牛奶一樣。乳糜尿幾分鐘內就可能凝固，曾有患者把尿液裝在杯中送驗，卻像是「凍結」在杯子裡。

過去常有因蚊蟲叮咬而感染了血絲蟲的病例。寄生蟲感染會導致周邊淋巴管阻塞，使淋巴液從腸淋巴管重新逆流至腎臟和輸尿管的淋巴管。由於阻塞導致淋巴管擴張，甚至是造成淋巴管破裂，最後使淋巴液流入了泌尿系統，這將造成白血球、脂肪、乳糜微粒（chylomicron）、脂溶性維生素、蛋白質等存在於尿液中，就成了所謂的「乳糜尿」（chyluria）。

此外，有些腹部腫瘤也會造成淋巴管阻塞，產生類似症狀，而排出乳糜尿；若無有效控制，患者的營養會自尿液流失，導致營養不良。

④**精尿**：是指尿液中檢查出精子的情形，一般較少見。常是在攝護腺手術後，產生「逆行性射精」，是指本來應該從外尿道口輸送的精液卻逆行回膀胱內的現象。

⑤**其他**：如果尿液放置過久，或酸鹼度改變，會使尿中的「黏性蛋白質（mucoprotein）」釋出導致尿液混濁。女性會因為外陰道剝落的上皮細胞汙染，而使其尿液變混濁。

尿液的味道也是個參考的依據。若尿液有刺鼻的惡臭，就有可能是尿道發炎；糖尿病合併酸血症的病人，也就是所謂的「酮酸中毒」，因為尿中含有酮體，而有水果芳香味；還有一種罕見疾病「楓糖漿尿症」，尿液有一股楓糖漿的香味，是一種先天性胺基酸代謝異常的疾病，要及早治療與飲食控制。

大多數人把「尿」看作是汙穢不堪的排泄物，其實，尿對人體有很大的幫助，除了可反映出身體的健康狀況外，還有人以「喝尿」來養生保健，也就是「尿療法」。目前醫學上並無明確的研究可證實尿療法的療效，民眾在進行尿療時必須注意衛生，若有其他不適症狀發生，最好請教醫師，而非一味地相信尿療法的效果。

Q8 尿中有泡沫就是「蛋白尿」嗎？

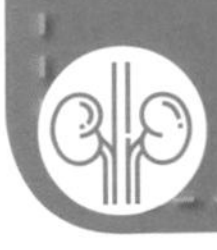

尿液中泡沫形成的原因很多，如：解尿較用力、尿液流速快、尿量多、尿液的表面張力（surface tension）高等，這一類泡泡在幾分鐘內就會消失不見。表面張力越高，形成的泡沫也越多。人體的尿液組成，絕大多數是水分，及含有極少量的溶質。但若尿液中的成分發生變化，當蛋白質、有機溶質（最主要成分是尿素）或黏液量增多，就會增加表面張力。所以若因水分攝取不足，或為起床的第一泡尿，而導致尿液濃度較高時，「泡泡尿」的問題就會更加明顯。

此外，由於國人飲食西化，嗜食富含鹽分、蛋白質的大魚大肉，這些高蛋白食物在體內會代謝為尿素，過多的尿素和鹽分會在尿液中生成小泡泡。泌尿道中有大腸桿菌、變形桿菌等菌種存在時，當這些細菌分解尿液或破壞了泌尿道上皮細胞的時候，尿液中就會產生氣泡，這種氣泡與前述的泡沫成因有所不同，但外觀上有時不易區分。

最後，如果是「尿中含有蛋白質」而引起的泡泡尿，若是排除掉「短暫性（良性）」的蛋白尿，如：姿勢性蛋白尿（或稱「站立性蛋白尿」）、發燒、脫水、激烈運動、服用止痛藥、急性疾病、懷孕等成因，通常就會是與一些系統性疾病，如：糖尿病、高血壓、紅斑性狼瘡（SLE）等，或與原發性腎絲球腎炎有關。一旦發生「持續性（病理性）」蛋白尿，就必須再做進一步檢查，如：抽血檢查、腎臟超音波或腎臟切片，來加以確認病因。

「蛋白尿」是腎臟出問題的第一警訊，務必配合腎臟專科醫師治療，千萬不可等閒忽視。若為「良性蛋白尿」，一般泡泡比較細小且不會馬上消失；若尿中的溶質變多，泡泡會比較大、較容易化開。因外觀上不易區分且流於個人主觀意識，我建議最好還是至腎臟科門診做尿液的常規檢查，看尿中是否有蛋白質或發炎現象，藉以排除一些病態的情形，並告知醫師飲食習慣及個人病史，就能大致了解產生泡泡尿的原因。

Part 2

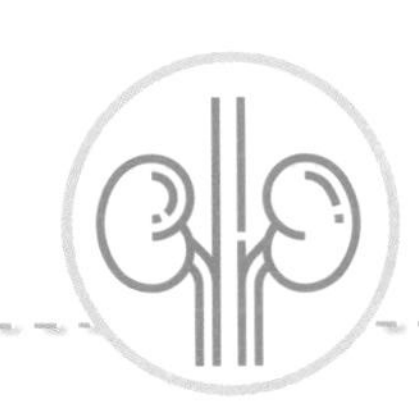

常見的腎臟疾病與相關治療

Q9 泌尿道感染與腎臟病有關嗎？

這是腎臟科門診常見的問題。因泌尿道感染前來求診的病患類型裡，經常出現像是律師、司法官、主管級上班族、老師等等，時常因為工作憋尿，而導致膀胱炎或尿道感染。長期憋尿的後遺症，包括膀胱功能變差、影響腎臟功能、膀胱炎等等的困擾，相對地，尿道產生結石的機率也同樣增加，少數情形嚴重者甚至得長期洗腎。

一般人平均每小時每一公斤（體重）能代謝掉 0.5cc ～ 1cc 的尿液——依此推算，體重70公斤，膀胱每小時就可聚積出 35cc ～ 70cc 的尿液。如果一次喝下太多飲料、湯汁或水，排尿量就更不止這些了。

對於攝護腺肥大者、本身有排尿困難的人，如果睡覺前沒先把尿解乾淨，或者晚上吃進太多湯湯水水的東西，到了半夜就會想上廁所，如果這時候又因為睡意濃而沒有排尿，便易形成「尿滯留」，久而久之會讓尿道的壓力上升，進而導致腎衰竭。

憋尿易造成尿毒症

如果膀胱儲尿太滿，反倒會因為沒力氣收縮而排不出尿，尤其老年人的膀胱較無力，雖仍有解尿但解不多，所以尿液滯留的情況也嚴重。倘若尿液裡的廢物排不出去，憋久了，尿液會回流至腎臟造成腎臟積水，之後就產生尿毒症的問題，必須得要依靠洗腎才能將體內的有害物質排出體外。

憋尿者容易排血尿與尿道感染，二〇至三〇歲左右的上班族女性和白領階級人士是看診的常見族群，他們因為工作繁忙，沒時間喝水，怕水喝多了會礙事，也沒時間上洗手間，怕事情做不完。普通人一天都要排上6至8次尿，他們卻可能僅有一半的次數，剛開始不覺得憋尿會帶來什麼影響，**但是等到出現頻尿、急尿、下腹痛、解尿痛、血尿或有灼熱**

感時，就已經得膀胱炎了。

特別好發膀胱炎的族群

（1）**女性**：女性尿道比男性短，尿道口、陰道口及肛門口都接近，所以女性會陰部的細菌有較大的機會從尿道口進入感染泌尿道；性行為時，也較容易將細菌擠壓進尿道，造成尿道感染，而罹患蜜月型膀胱炎。另外，女性因生理構造的關係，如廁不似男性方便，所以更容易有憋尿的行為。

（2）**攝護腺肥大的男性**：肥大的攝護腺會妨礙儲存在膀胱的尿液排空，解也解不乾淨，滴滴答答的，更增加了膀胱發炎的機會。

（3）**更年期婦女**：更年期停經後，雌激素分泌漸減，尿道上的黏膜變乾變薄，對細菌的抵抗力跟著變差，因此容易罹患膀胱炎。

（4）**尿道結石**：「尿道結石」與「泌尿道感染」互為因果關係，有尿道結石的人容易感染發炎；反過來說，泌尿道經常反覆感染的人，也較易產生尿道結石。

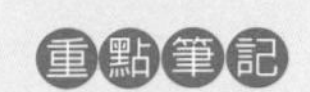

出現頻尿、急尿、下腹痛、解尿痛、血尿或有灼熱感時，就表示已經得膀胱炎了。

(5)長期使用導尿管者。

(6)有殘餘腎功能的尿毒症患者。

(7)糖尿病患者。

(8)行動不便者：行動不便的人，尿液中常帶有細胞落屑、漂浮物，致使尿液混濁，如茶壺內有茶垢一般，是泌尿道感染的高危險群；需適度增加活動量讓混濁的尿液得以排空，也有助於預防泌尿道感染。

要避免泌尿道感染、後續腎臟發炎和腎衰竭等問題，根本之道就是多喝水、不憋尿，發現疑似之病徵就盡早治療。有些醫學研究報告顯示，喝蔓越莓汁或吃蔓越莓膠囊，可以預防泌尿道感染，因為蔓越莓裡頭富含「花青素」，能夠阻止細菌黏附在泌尿道管壁上，降低感染的可能性，這都是可以嘗試的輔助性療法。

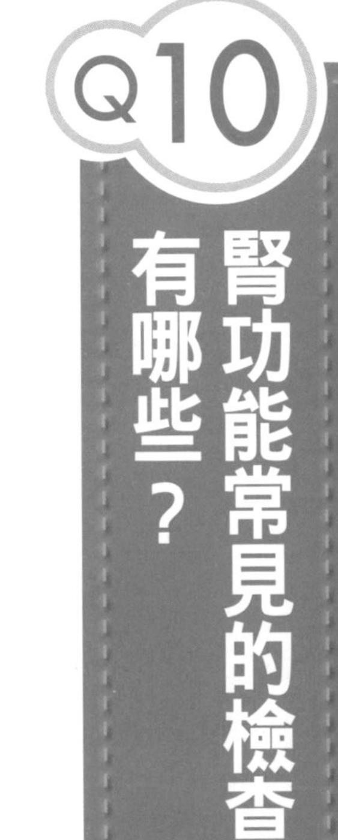

當你發現有水腫、高血壓、血尿、夜尿、小便困難、尿量減少、疲倦、厭食、噁心、腰痠、腰痛等現象時，表示腎臟可能出現了問題，要盡快到醫院做一些必要的檢查，早期發現，早期治療。這裡提供常見於腎臟內科的檢查與結果分析如下表：

1. 抽血檢查

◎血中尿素氮（BUN）——正常值：7~20 mg/dl

①是蛋白質的代謝產物，經腎臟分泌而藉由尿液排出體外。因此血中尿素氮的濃度，能反映出腎功能異常，但無法評估異常程度，如：缺

▼**抽血檢查**（參考檢驗數據）

血液		尿液	
紅血球（RBC）	男 4.7～6.1 cu.mm 女 4.2～5.4 cu.mm	紅血球（RBC）	0～3/Hp
血紅素（Hb）	男 14～18 g/dl 女 12～16 g/dl	白血球（WBC）	男 0～1/Hp 女 0～5/Hp
血中尿素氮（BUN）	7～20 mg/dl	尿圓柱（Cast）	－（陰性）
血清肌酸酐（Serum Creatinine）	0.6～1.4 mg/dl	酸鹼值（pH）	4.6～8.0
鉀（K）	3.4～4.5 mEq/L	葡萄糖（Glucose）	－（陰性）
鈉（Na）	135～145 mEq/L	蛋白質（Protein）	－（陰性）
HCO_3^-	21～31 mEq/L	酮體（Ketone Body）	－（陰性）
滲透壓（Osmolality）	280～292 mOsm/L		
氯（Cl）	95～105 mEq/L		

乏水分、攝取大量蛋白質食物、上消化道出血、嚴重肝病、感染、使用類固醇藥物、腎血流量不足等因素都會影響，使血中尿素氮濃度暫時性上升，因此不算是一種良好的腎功能指標。

②服用某些會導致「腎毒性」的藥物之前，應

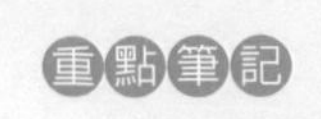

血清肌酸酐指數越高，代表腎功能越差。

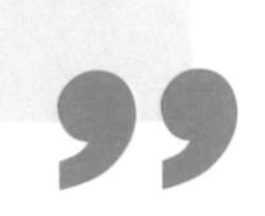

抽血檢查以供吃藥後作為追蹤腎功能變化的參考依據。

③未洗腎、腎移植患者，尿素氮、肌酸酐若有異常應告知醫師處理。

◎血清肌酸酐（Serum Creatinine, SCr）——正常值：男 0.7~1.5 mg/dl；女 0.5~1.2 mg/dl

①血清肌酸酐主要是來自於身體肌肉活動的代謝產物，而每天的產量全部都經由腎臟以尿液形式排出。因此，腎功能有問題，無法完全排出每日產生的肌酸酐時，就會造成血清肌酸酐濃度升高。指數越高，腎功能越差。

②血清肌酸酐的濃度，與每個人的肌肉總量或體重多少相關，與飲食或水分的攝取無關。雖然一般驗血是以「血清肌酸酐」與「血中尿素氮」濃度來評估尿毒素高低、腎功能好壞，**但血清肌酸酐指數，相較血中尿素氮能更為準確地顯示腎功能的好壞。**

◎鈉（Na）——正常值：135~145 mEq/L

①數值上升時，會有口渴感、無力感、噁心嘔吐及食慾不振。嚴重

者，會出現意識不清、肌肉痙攣、腦部本身或周圍出血的情形。

②數值低下時，有疲倦、頭痛、噁心、食慾差、煩躁不安、粗暴行為、手足抽搐、意識障礙、譫妄（delirium）❺、昏迷等症狀。

◎鉀（K）——**正常值**：3.4~4.5 mEq/L

①數值上升時，會噁心、肌肉震顫而軟弱無力、弛緩性肌肉麻痺、心律不整，甚至突然死亡。

②數值低下時，會疲倦、肌肉張力❻降低、麻痺感、肌腱反射減弱；

---

❺ **譫妄**：是一種急性腦功能受損所引起的意識混亂狀態，並非是精神病。造成「譫妄」的原因很多，可概括為：中樞神經問題、代謝性問題、系統性疾病、藥物中毒或戒斷症狀等類型。通常的表現徵候伴隨著錯覺、幻覺、失定向感、記憶缺損、不安、語無倫次、注意力變差、焦躁或呆滯等認知障礙。

❻ **肌肉張力**：指的是肌肉在休息、靜止情況下緊繃的程度。即使在放鬆的狀態下，肌肉也有一定程度的張力以維持身體骨骼的排列。

口渴、多尿、噁心、嘔吐、腹脹、厭食、腸蠕動降低；嚴重者甚至可能造成呼吸衰竭。

◎鈣（Ca）——正常值：8.4~10.2 mg/dl

①數值上升時，肌肉張力低或衰弱、噁心嘔吐、便祕、厭食、嗜睡、疲勞、心智混亂、意識不清、骨質疏鬆、疼痛、多尿、腰痛、腎結石。

②血鈣數值低時，會引起副甲狀腺素升高、骨質脆弱，可服用鈣片改善；另外，血鈣過高會在軟組織裡沉積，導致軟組織鈣化變硬。

◎磷（IP）——正常值：2.1~4.7 mg/dl

①數值上升時，會手足抽搐、骨骼痠痛。

②數值低下時，會疲倦、肌肉張力減低、痲痺感、肌腱反射減弱；口渴、多尿、噁心、嘔吐、腹脹、厭食、腸蠕動降低。

③血磷高會讓血鈣下降，使副甲狀腺素升高，而副甲狀腺素升高則會導致骨質疏鬆，應配合低磷飲食及服用降磷藥物。

◎尿酸（UA）——正常值：2.5~7.2 mg/dl

海產、魚類、牛肉、雞、鴨肉、豬皮、豆類、內臟、牛奶，皆有高含量的「嘌呤」（Purine，或稱「普林」），攝取多了就會引起疾病，像是痛風或腎結石。

◎氯（Cl）——正常值：95~105 mEq/L

吃得太鹹，或酸中毒時，身體中的氯濃度會上升。腹瀉、嘔吐時，氯濃度則會下降；嘔吐時，氯在血中的濃度會降低，是因為胃酸裡的鹽酸（HCl）離開體外。

◎副甲狀腺素（i-PTH）——正常值：12~72 pg/ml

低血鈣、高血磷會刺激副甲狀腺素分泌，造成骨質病變。洗腎病患一般建議控制在 150 ~ 300 pg/ml 之間。

◎鹼性磷酸酶（ALP 或 Alk-P）——正常值：42~128 U/L

①肝功能障礙及骨病變時，鹼性磷酸酶的值會升高。

②**肝功能指數**：常見的標準檢驗項目有 SGOT（或稱 AST）、

SGPT（或稱ALT），是「肝發炎指數」的指標。

③ **SGOT正常值**：5～40 U/L／**SGPT正常值**：5～40 U/L（肝受損時數值會上升）。

◎ **白蛋白**（Albumin）——**正常值**：3.5～5 g/dl

營養狀況及發炎之指標，異常時須控制蛋白質攝取，或是進一步確認是否有發炎性疾病。

◎ **總膽固醇**（Total Cholesterol, TC）——**正常值**：130～200 mg/dl；**三酸甘油酯**（Triglyceride, TG）——**正常值**：**小於**150 mg/dl

對於腎友，我們一般會希望將「總膽固醇」控制在160 mg/dl以下，或是將「低密度脂蛋白膽固醇（LDL-C）」控制在100 mg/dl以下。膽固醇或三酸甘油酯過高時，會增加心血管疾病的發生率，所以飲食應減少高膽固醇及高醣類食物，且避免喝酒、選用植物性油品，在必要時服用降血脂藥物。

◎血紅素（Hb）——正常值：男14～18 g/dl；女12～16 g/dl

紅血球生成素（ＥＰＯ）是一種荷爾蒙，可以產生紅血球來預防貧血，而且大多數的紅血球生成素是經由腎臟製造。腎臟病、尿毒症的患者因為製造紅血球生成素的細胞受損，所以容易貧血。

◎血球容積（Hematocrit, Hct）——正常值：男40～52％；女37～47％

①是指血液中的細胞（主要是紅血球）在全血中所佔的比例，可用來代表紅血球總數及血紅素之含量，亦可當貧血指標。

②透析患者一般維持在33％至36％，為目前全球腎臟科醫師之共識。

◎血清鐵（Fe）——正常值：60～160 U/dl

是造血的原料，不足時須補充鐵劑。

◎運鐵蛋白飽和度（Transferrin Saturation, TS）——正常值：20～50％

▼ 慢性腎臟病五階段

「慢性腎臟病」五階段可用「腎絲球過濾率」來加以區分：

第1期：GFR 90～100 ml/min/1.73m²（腎臟功能正常，但併有蛋白尿或血尿）

第2期：GFR 60～89 ml/min/1.73m²（輕度慢性腎衰竭，但併有蛋白尿或血尿）

第3a期：GFR 45～59 ml/min/1.73m²；

第3b期：GFR 30～44 ml/min/1.73m²（中度慢性腎衰竭）

第4期：GFR 15～29 ml/min/1.73m²（重度慢性腎衰竭）

第5期：GFR 0～14 ml/min /1.73m²（末期腎臟病）

註：第1、2期的患者發現有血尿或蛋白尿時，才會判定是「腎功能有障礙」。

▼ GFR 簡易計算法（Cockcroft-Gault 公式）

男性：〔（140－年齡）× 體重（公斤）〕÷〔血清肌酸酐（mg/dl）× 72〕

女性：〔（140－年齡）× 體重（公斤）〕÷〔血清肌酸酐（mg/dl）× 72〕× 0.85

年齡：　　歲

體重：　　公斤

舉例：

某甲為40歲之中年男性，體重為72公斤，肌酸酐2.5mg/dl，其GFR之計算：

〔（140－40）× 72 〕 ÷ 〔2.5 × 72〕

＝ 100 ÷ 2.5 ＝ 40（ ml/min/1.73m²）

某乙為70歲之老年女性，體重為36公斤，肌酸酐2.5mg/dl，其GFR之計算：

〔（140－70）× 36 〕÷〔2.5 × 72〕× 0.85

＝ 70 ÷ 5 × 0.85 ＝ 11.9（ ml/min/1.73m²）

毫克（mg）；公合（dl 或 dL）
1 公合＝ 0.1 公升＝ 100 毫升
血清肌酸酐（SCr）值：毫克 ／ 100 毫升

不足時表示缺鐵，須補充鐵劑。

◎血清儲鐵蛋白（Ferritin）——正常值：10~300 ng/ml

不足時表示缺鐵，須補充鐵劑；經常輸血或發炎時數值會升高。

◎腎絲球過濾率（GFR）——正常值：100~120 ml/min/1.73 m²

由上述兩例可發現，即使是有相同之肌酸酐值的病患，在不同的年齡與體重下，其腎絲球過濾率也會有顯著的差異。

2.尿液檢查

這是最簡易、方便的方法，一般醫院都可以做，等檢查結果出來，大約就知道罹患何種疾病，部分項目可用試紙自行測試。

尿液檢體採集時，先將前段尿液排出，再用尿杯取「中段尿」。將中段尿液倒入尿管至刻度八分滿後，蓋緊蓋子。尿液收集後應立即送檢，室溫下檢體不宜放置超過30分鐘；若無法立即送檢，請將尿液保存於2℃至8℃的冰箱中，時間以不超過2小時為原則。

女性患者須將會陰部清洗乾淨，若遇生理期，請主動告知醫檢師，月經期間宜採「導尿」方式或延後檢查；男性患者如有包皮過長的情形，應清洗乾淨再取尿。

◎蛋白尿

①**「24hr Urine Total Protein（24小時尿中總蛋白）」檢驗方法**：第一天早上起床的第一泡尿解掉不收集（通常是從早上8點算起），第二泡尿才開始收集。接下來只要有排尿均須收集，收集至第二天早上8點的第一泡尿為止（共計24小時）。

②**單次尿液採檢**：應收集早晨起床的第一泡中段尿。

◎血尿

尿液中帶血，是泌尿系統疾病常見的症狀之一。尿中有紅血球就表示體內可能發炎或出血，但紅血球由何處而來，尚需鑑別。

◎膿尿

當泌尿系統有感染時，尿液中白血球增多，臨床上會出現尿液混濁、頻尿、小便灼熱感、婦女的白帶異常。當尿液放置太久導致細菌滋生，尿液也會呈混濁狀，應加以鑑別。

◎糖尿

尿液中含有糖分。必須抽血驗血糖，確定是血液中的糖分增加，還是腎小管含有糖分。

3.腹部X光檢查

此為最基本的腎臟X光檢查，不需顯影劑，對病人無危害。一張清晰的平面腹部X光片，大致能夠看出兩側腎臟的位置、大小、形狀、有無結石等。

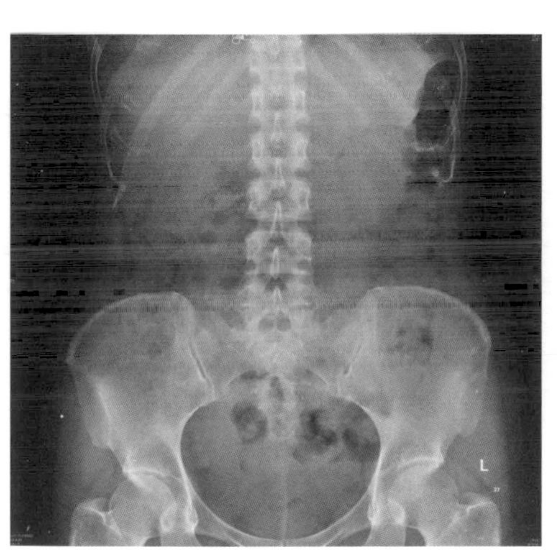

▼腹部X光片——又稱「腎－輸尿管－膀胱攝影」（Kidney, Ureter, Bladder；KUB），可粗略反映腎臟的大小、形狀、相對位置，及找出尿道結石所在。

4. 靜脈腎盂攝影檢查（IVP）

從靜脈注入在X光照射下不會透光的含碘顯影劑，透過電子螢幕顯現出腎臟、輸尿管、膀胱之形態、位置，目的是要檢查泌尿系統中是否長出了結石或腎腫瘤。

5. 膀胱鏡逆行性腎盂攝影檢查（RP）

對於攝護腺肥大、泌尿系統出血、膀胱內炎症、腫瘤，均有直接診斷之功能。

6. 血管攝影檢查

一般只限於原因不明的血尿，懷疑是惡性腫瘤，抑或腎動脈狹窄，才進行此檢查。

7. 超音波檢查

這是對人體最不具侵襲性的檢查，運用超音波在腎臟內產生的回音形成影像，可看出腎臟外形、大小、內部構造的變化。因為安全、操作容易、無輻射而廣泛地應用在腎臟疾病的檢查。

8.電腦斷層掃描（CT scan）

利用一種最新的放射線儀器，可以顯示腎臟的位置、大小，同時可以將腫瘤、膿包、結石、水泡、水腎的大小等，清晰地顯現出來，但費用昂貴。

9.腎臟活體切片檢查

這是最直接的腎臟檢查，醫師可直視超音波影像做切片檢查，其安全性高。不論腎絲球或腎小管的病變，其病理皆能一目了然，便於腎臟科醫師對症下藥。

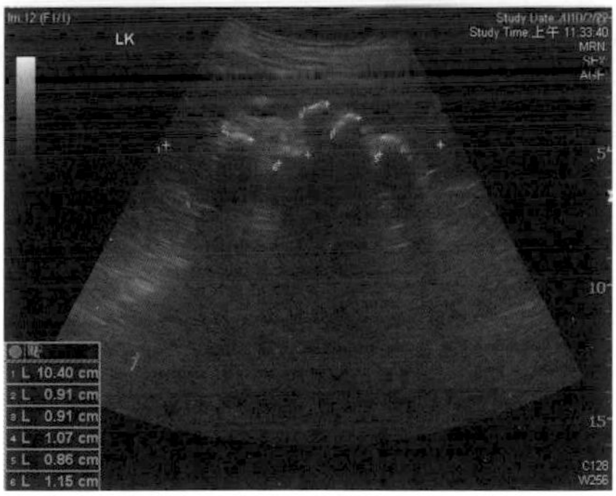

▼超音波檢查——左腎之鹿角結石（staghorn stone）

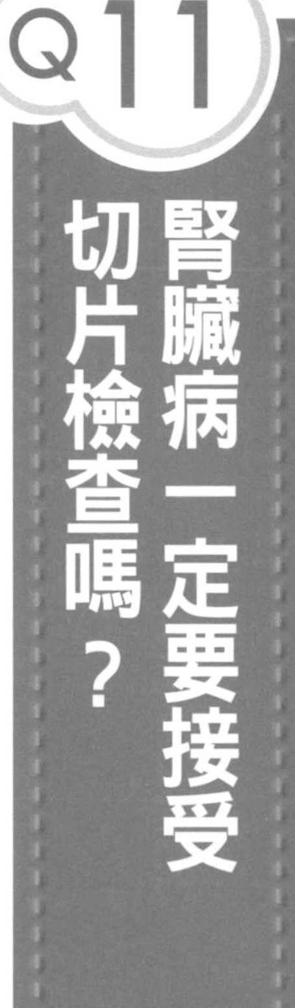

Q11 腎臟病一定要接受切片檢查嗎？

某些腎臟方面的疾病，醫師需要進一步了解實際的狀況，就需要自腎臟切取一小片腎組織來做病理診斷，這個步驟就叫「腎臟穿刺切片檢查」。

「腎臟穿刺切片檢查」對腎臟疾病來說，是一項相當重要的檢查。因為這項檢查可以了解及診斷腎臟的狀況、評估腎臟功能，以及選出當前最合適的治療方式。

有些人一聽聞「腎臟切片」，就相當害怕，其實，這項檢查只是透過如筆尖一般粗細的探針，穿過皮膚進入腎臟，取出一些組織，最後交由病理檢查單位檢驗即可，並沒有想像中恐怖。

重點筆記

腎臟切片檢查並不如一般人想像中可怕，用探針穿入皮膚，取出腎臟組織送驗就可以了。但是需要局部麻醉與事前的相關檢查，所以須在前一天先住進醫院等待。

取出腎臟組織的過程，雖然不是外科手術，但仍是以侵入人體的方式取得，須做局部麻醉，因此會有「麻醉術前諮詢」、填寫「手術知情同意書」等常規手續。

目前腎臟切片技術已進步到使用即時超音波導引，再配合自動切片針，不但簡化了流程，安全性也提升許多。此項技術是診斷腎臟病相當頻繁使用的方法，就少數已經快進入透析階段的患者來說，偶爾是需要的，而且有助益。

醫師會取腎臟切片做進一步檢查的情形：

①不明原因的蛋白尿或血尿。
②經治療後發現對病情無明顯助益的腎病症候群❼。
③不明原因的急性腎衰竭。

❼**腎病症候群**：腎臟出現病變，使得蛋白質自腎臟流失所顯現出的一群症狀集合。醫學上所謂「症候群」是指某個疾病會以一群特定的臨床症狀來表現，所以當病人有這些症狀時，就會聯想到這些疾病，因此總稱這些症狀為「○○症候群」。

④侵犯至腎臟的全身性疾病（如：紅斑性狼瘡）。
⑤腎衰竭的速度過快。
⑥腎臟移植手術的術後評估。
⑦其他經醫師認定需要者。

不適合腎臟切片檢查的患者：

①凝血功能異常。
②無法控制之高血壓。
③病人無法配合。
④單腎。
⑤腎臟結構異常。
⑥懷孕。
⑦尿道感染。

單腎病患不適合做腎臟切片，是因為切片過程所夾帶的副作用。嚴重者，有可能需要切除僅有的腎臟，而必須終生洗腎。不過，腎臟切片技術已日趨成熟，若病患各項條件許可，在醫師同意下，亦可以接受此項檢查。

如果病患的狀況不適合以常規方法執行腎臟切片，就會考慮改以外科手術或用腹腔鏡[8]來進行。外科手術的取樣傷口雖然比切片檢查大，復原期也較長，但比較容易採取到充足的組織樣本，較可以控制住出血情形，安全性頗高。

腎臟切片檢查須知

水楊酸、消炎止痛藥須在7到10天前停用。心血管疾病患者所服用的藥物，大多有抗凝血功能，若要做腎臟切片，須與醫師討論停藥的方式。

---

8 **腹腔鏡手術**：在肚臍旁及下腹部兩側各切開約一公分的小傷口，將二氧化碳灌入肚子，使腹腔脹大，再利用腹腔鏡在腹腔內做探查或適當的治療。腹腔鏡手術的傷口比一般開腹手術小，傷口復原快、癒合後較美觀，住院天數也更短，隔天便可正常進食。手術後的不適症狀多為腹部脹氣、消化不良和痠痛。

以台北慈濟醫院為例，腎臟切片檢查的前一天，醫師會請你先辦理住院，好進行切片前的常規檢查。由於部分腎臟病患可能合併有凝血功能不佳的情形，為避免切片取樣後仍持續出血，醫師也會特別針對凝血時間及凝血功能進行檢查，一旦發現凝血不佳，醫師會依照監測的凝血功能檢驗結果做調整，以確保病患安全無虞。

檢查當天，醫師會再次確認病患的狀況，以決定是否進行腎臟切片。這項檢查通常會在病床邊或超音波室進行。因為腎臟組織取樣，是透過超音波定位，導引取樣的位置。

採樣進行前，醫師會請你呈俯臥姿，在後腰部做局部麻醉，然後用超音波確認腎臟位置，再用一根特製的細長切片針，從後腰穿入身體，借助超音波導引刺進腎臟，取下組織樣本，送往病理科檢驗。

切片探針的進步是腎臟切片的一大突破，這是一種尖端有凹槽的取樣針，目前普遍使用的是一種可拋棄的自動式彈簧切片針，它操作簡單、易學，安全又不易引起併發症。每次切片會取2至3個樣本，樣本最好超過3公分以上，才足夠讓醫師做最完整的診斷。這些樣本還須足夠做

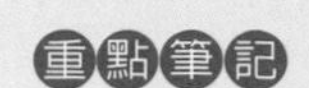

腎臟切片取樣後，患者必須平躺，在傷口處放沙袋來壓迫止血。如果有腹痛、腰痛或是血尿的狀況，一定要告知醫護人員。通常檢查隔天即可出院和下床活動。

光學顯微鏡、免疫螢光染色，以及電子顯微鏡等的檢查。

採樣結束，傷口護理後，要平躺6到8小時，並且在傷口處放一個沙袋，利用重量壓迫傷口止血。這個過程會有些不舒服，但為確保切片後的傷口復原，防範切片後出血，請一定要遵照醫師指示執行。期間，護理人員會觀察患者是否有腹痛、腰痛或血尿的情形，因此若有任何不適，請第一時間告知護理人員。

檢查隔天，就可以下床活動了。出院前，醫師會再做一次腎臟超音波，確認腎臟有無出血情形。檢查結果正常，病患即可出院。

腎臟切片仍有其風險

前面已提過，腎臟切片檢查雖然不算是外科手術，但是仍然需要局部麻醉，也有其他可能存在的風險，例如：局部不適、出血（1%）、切片後24小時內出現血尿（5%至10%）、局部感染（極少數）。進行麻醉的風險包括：藥物過敏、換氣不足、痙攣、喉頭痙攣等。

腎臟切片的風險大多圍繞在「出血」的問題上，而心血管疾病患者

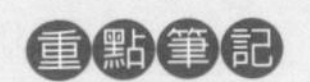

腎臟切片檢查還是有其風險，可能會有局部不適、出血（1%）、切片後24小時內出現血尿（5～10%）、局部感染（極少數）等。麻醉的風險包括：藥物過敏、換氣不足、痙攣、喉頭痙攣等。做切片檢查前，必須對病患做詳細的評估才可進行。

所服用的藥物，大多含有抗凝血劑[9]，所以要與醫師討論停藥的方式。凝血功能不佳的病患，須確認凝血時間是否適合做腎臟切片，避免出血的狀況發生。

檢查後數週內，要避免提重物、腰部撞擊及劇烈運動，配合醫師指示服用藥物，以利傷口完全癒合。

[9] **抗凝血劑**：抑制或延遲血液凝固的藥物。醫師會開立抗凝血處方，通常是為了防止血管栓塞，例如：腦血管栓塞、靜脈血栓症，或動過人工心臟瓣膜置換手術的（終生服用）患者。

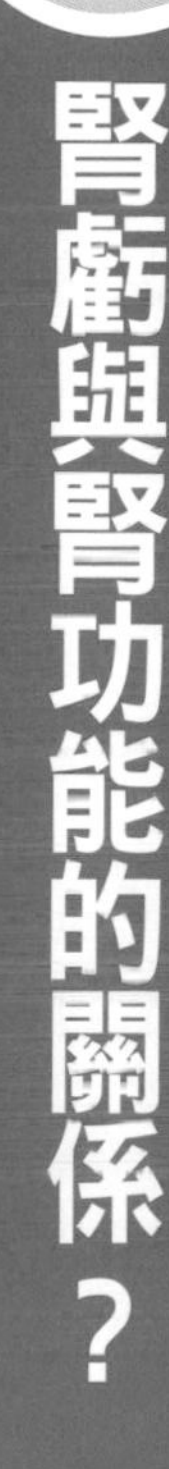
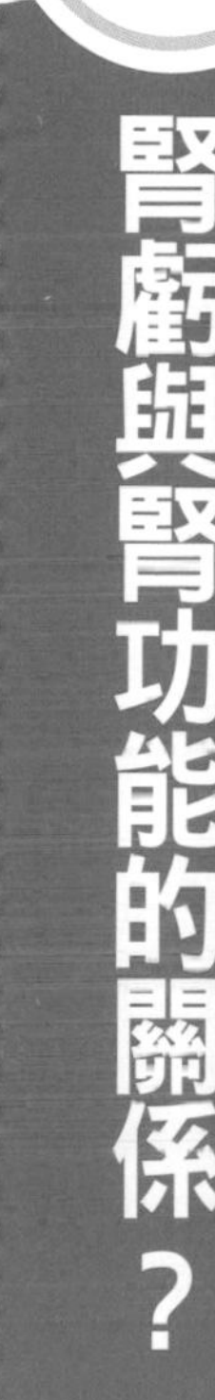

Q12 腎虧與腎功能的關係？

「腎虧」到底是不是指腎臟出現了問題？這也是腎臟科醫師在門診中經常被問到的。很多男性察覺自己的性能力出現問題，都會擔心自己是不是「腎虧」或「敗腎」，而要求做腎功能的檢查。但實際上腎功能異常並不等同於「腎虧」或「敗腎」，也不一定會影響到性能力。

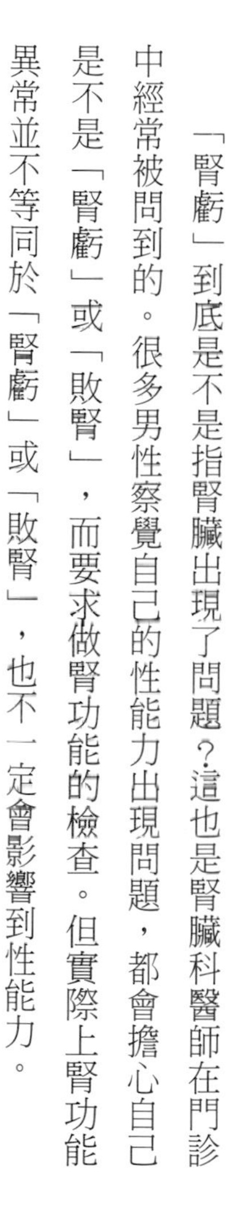

中醫、西醫所指的「腎」不盡相同

中醫的「腎」與西醫的「腎」，雖然都使用同一個詞彙，所指的功能卻大不相同。中醫說的「腎」，不是指生理解剖學上的腎臟而已，而是廣義的「腎系統」，又分為「泌尿系統」和「生殖系統」。中醫認為「腎是生命之根」，大抵涵蓋：腎經絡、腎經絡循行通過的臟器組織，及西醫上指的泌尿系統（腎臟、輸尿管、膀胱及尿道）、生殖器、骨骼，還與神經、造血、生殖、免疫、內分泌等系統有關，具有生長、發育、生殖、泌別清濁、司開合、協助呼吸、推動和調控各臟腑之功能。

中醫基礎理論對「腎」的詮釋

中醫說「腎藏精」，指腎具有貯存、封藏精氣的作用。「精」是指構成人體的基本物質，也是人體自身進行各種活動的基礎，為生命之源。

▼「腎藏精」的三種涵義

①指腎藏「生殖之精」（又稱「先天之精」），主管人體的生長發育、生殖功能。

②腎精可化生為「腎陰」和「腎陽」——「腎陰」滋潤各臟腑之陰；「腎陽」溫煦各臟腑之陽。兩者共同調節人體全身臟腑的陰陽平衡，所以才有人誤會西醫的「腎」和生殖功能有關。

③腎精可生髓、養骨、充腦、化氣生血——即「腎藏精，主骨生髓，通於腦，其華在髮」；毛髮的潤養依賴血來提供，腎臟的榮損在毛髮上也可以表現一二，即所謂「其華在髮」，所以才會有病友以為「頭髮變白就是腎臟出了問題」。

▼腎主水

中醫主張「腎主水」，就是指腎臟能調節體內的水液平衡，藉由「泌別清濁」[10]之功能進行水液輸布；藉由「司開合」之功能調控排泄，即為西醫概念裡「尿液的生成與排泄」。

---

[10] **泌別清濁：「泌」，即分泌；「別」，即分別。**

小腸的「泌別清濁」功能：經小腸消化後的液體、食物，分為「水穀精微」（泛指人體消化吸收的營養物質）和「食物殘渣」兩部分。小腸將水穀精微（清）吸收後，再由脾輸往身體各部位；把部分水液、食物殘渣（濁）往大腸輸送，或滲入膀胱，成為大小便排出體外。小腸在吸收水穀精微的同時，也吸收了大量的水液，故有「小腸主液」之說。

腎主納氣

中醫亦認為「腎主納氣」；「納氣」是指腎攝納了肺所吸入的清氣而維持正常的呼吸功能。雖然人體的呼吸運動本應是「肺」所主管，但為何又有「腎主納氣」之說呢？因為中醫認為，肺吸入氣，最後下歸於腎，由「腎」來統攝吸納才能保持吸氣深度，防止呼吸淺表，完整的「呼吸運動」是肺、腎二臟相互協調的結果，故有「肺為氣之主，腎為氣之根，肺主出氣，腎主納氣，陰陽相交，呼吸乃和」[11]的說法。

腎為耳竅之主

中醫有言「腎開竅於耳及二陰」；「二陰」是指「生殖泌尿道」和「肛門」。腎的精氣上通於耳竅（即耳朵），故使聽覺聰敏，即所謂「腎為耳竅之主」。耳朵的聽覺靈敏與否，與腎精是否充足有關，腎虛則會致使耳鳴、聽覺功能下降。

中醫觀點的「腎不好」——腎精、腎陰、腎陽

中醫概念裡的「腎不好」，可再依腎精、腎陰、腎陽這三方面來細

究：「腎精虧損」，生殖機能衰退；「腎陰不足」，腸液缺乏，易便祕；「腎陽不足」，泌尿功能失常，則有頻尿、遺尿（俗稱尿床）等症狀，又因腎陽溫煦不足，致脾陽虛衰，則導致腹瀉。

所以中醫和西醫稱的「腎」有部分相似，卻又有眾多差異之處，如：「腎主水」即是西醫所說的「尿液的生成和排泄」；而中醫所謂的「腎虛」或「腎虧」，通常是指生殖功能或性能力有障礙，與西醫所言生理上的「腎臟」關係並不大。

洗腎患者一樣可以有性生活

腎功能正常的情況下，並不會造成性功能失調，但若是進入腎臟衰竭或尿毒症的階段，有可能會因為性激素（sex hormone，又譯「性荷爾蒙」）分泌異常、高血壓藥物、壓力或憂鬱，而致使性功能產生障礙。

⓫ 記載於清代咸豐元年（一八五一年）初版的《類證治裁》上，由當代醫家林佩琴編著。

血清肌酸酐過高時，也會影響製造精子的能力。但只要經過良好的控制與治療，即使是洗腎病人也能擁有正常的性生活與生育能力。

很多人會把腎臟功能的退化看待成「腎虧」而大量進補，或以草藥偏方治療。其實對病情有疑慮的話，請多與專科醫師討論。盲目地尋求偏方、祕方、補方，反而容易延誤治療的時機，衍生出更多問題及併發症。

重點筆記

中醫和西醫稱的「腎」有衆多差異之處，如：「腎主水」是西醫概念裡「尿液的生成和排泄」；中醫常言的「腎虛」或「腎虧」，通常指生殖功能或性能力有障礙，與西醫觀念上的生理腎臟沒多大關係。

腎功能正常時，並不會造成性功能失調，但如果已到了腎臟衰竭或尿毒症的階段，有可能因性荷爾蒙分泌異常、高血壓藥物，或壓力、憂鬱，甚至併發自律神經失調，而致使性功能產生障礙。

Q13 水腫是腎臟病引起的嗎？

很多人因為水腫而到腎臟科門診求助，不過水腫不一定就和腎有關。引起水腫的原因可能是：血中蛋白質濃度偏低、肝硬化、體質關係、心臟衰竭、腎臟病、甲狀腺機能低下，或服用像是含有「荷爾蒙」、「鈣離子阻斷劑」（如：血壓藥）等等的藥物。大前提還是必須依靠醫師的專業判斷，去找到真正的原因，也才能夠有效地治療。

腎臟病可能造成顏面或全身性的浮腫，其原因包括：過多的蛋白質由腎絲球的基底膜流失，因此體內的血漿蛋白下降，連帶使血漿膠體滲透壓降低，水分便從血液裡跑到間質組織（interstitium）中；另一原因是，在腎功能極度衰退下，無法將水分正常排出而引起的水腫。

上述症狀都應由醫師評估檢查，找出病因並加以治療。**若為全身性水腫，併發呼吸困難、氣喘、解不出尿等情況，表示有立即性的生命威脅，應盡速就醫急診處置。**

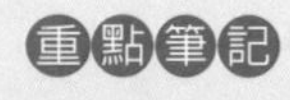

腎臟病可能造成全身性水腫及顏面浮腫，原因為：(1) 過多的蛋白質從腎臟流失，造成體內的血漿蛋白下降；(2) 腎功能極度衰退，因無法將水分正常排出而造成水腫。

Q14 肥胖會造成腎臟病嗎？該如何控制？

一般來說，因肥胖引起的腎病症狀並不那麼明顯，所以早期症狀易被忽略。等到發現蛋白尿時，病情已趨於嚴重，置之不理就會演進為末期腎臟病。

「腹部肥胖」會讓體內一些荷爾蒙或細胞激素改變，而造成太多的鈉、水分滯留在體內，加重腎臟的工作量，更容易產生病變。好好控制體重也能預防慢性腎臟病發生，非但免於長期洗腎之苦，而且還能乘機瘦身。

國人的飲食逐漸西化，到處都是速食店，「肥胖」帶來的健康問題也慢慢浮上檯面。二〇〇六年，根據美國內科醫師學會（American

College of Physicians, ACP）官方刊物：經研究追蹤32萬人甫發現，肥胖者得到末期腎臟病的機率大過一般人，尤其是BMI值為40（kg/m^2）以上者，罹患機率比一般人高出7倍。

肥胖與腎臟的關聯，往往和「胰島素阻抗性」有關，體重過重的人容易併發心臟血管疾病，也就是「代謝症候群」，是指一些容易導致代謝疾病的危險因子之總稱，又稱「X症候群（Syndrome X）」或「胰島素阻抗症候群」——這些複雜的病理機轉，經常還合併高血壓、高血糖、高三酸甘油酯等現象，從而加重腎臟的負荷。

因肥胖造成的慢性腎臟病之發病機制

▼肥胖使脂肪組織過度分泌「促發炎細胞激素」及「荷爾蒙」

肥胖會造成脂肪組織過度分泌「促發炎細胞激素」及「荷爾蒙」，而對腎臟產生慢性傷害。「脂肪組織」是人體最大的內分泌器官，組織裡的「脂肪細胞」會分泌出「促發炎細胞激素」和「抗發炎細胞激素」；

若為過度肥胖者，就會致使體內失去平衡，促成發炎狀態，並改變血中「氧化」與「抗氧化」物質之平衡，造成自由基（活性氧）增多，而氧化壓力的上升會直接損害近曲小管上皮細胞。同時，腎臟之局部自由基增多，便成為啟動細胞的「引信」，而刺激了腎絲球內的「膈細胞」、腎小管中的「間質細胞」與「細胞外基質（extracellular matrix）」等物質的過度反應，最終造成慢性腎硬化病變。

此外，肥胖者往往也患有「高胰島素血症（hyperinsulinemia）」、「高瘦素血症」。高胰島素血症，使腎絲球處於高過濾狀態下，進而促使腎絲球硬化；高瘦素血症，亦會促進腎絲球增殖、硬化，這些情形都會導致慢性腎臟病加劇。

▼肥胖導致腎血流動力學改變

肥胖造成腎臟的血流動力學（hemodynamic）被改變，因而產生了細微的構造變化——使腎絲球體積增大、血管擴張，而讓腎絲球細胞增生。體重若過度增加，腎絲球過濾率（GFR）和腎血漿流量（renal

重點筆記

肥胖容易引起高血壓，而高血壓是造成腎臟病的因素之一。所以要以飲食、運動及良好的作息來控制體重，才能避免腎臟受損害。

plasma flow, RPF）就會提高，因為腎絲球內的壓力上升了，進而讓腎絲球硬化、腎元減少，而導致腎功能不全。

▼蛋白尿本身就會加重腎臟的損害

過度肥胖常會伴隨著微量或嚴重的尿蛋白，其中已經過證實的例子是「續發性局部節段型腎絲球硬化症（focal segmental glomerulosclerosis, FSGS）」，主要是因為腎絲球硬化造成基底膜的過濾效能改變，「肥胖」便恰好是有可能加速腎絲球硬化而導致更多尿蛋白產生的那個危險因子。至於，持續性的蛋白尿也是進展成慢性腎臟病的重要因素。

肥胖又合併高血壓將導致腎病

體重增加往往讓血壓也連帶升高，各類型的高血壓都容易造成腎功能異常，尤其是肚子圓滾滾的「中廣型肥胖」，更要多加注意。因為肥胖會引起「鈉」和「水分」的滯留，對腎臟來說是極大的壓力。

現今已經有很多基礎研究及臨床表現證實——肥胖可能導致腎臟損

重點筆記

過度肥胖、高血壓、高血糖、高三酸甘油酯，及高密度脂蛋白膽固醇（HDL-C）過低等現象，都會造成腎臟的負擔。

害，所以應控制體重，避免肥胖造成健康上的負擔，可以從下列建議著手：

①減輕體重是首選，結合飲食管理、適量運動、使用適當的健康食品或藥物等方法，來控制體重、減少脂肪。

②控制高血壓，從改善生活習慣及適當應用藥物開始。

③應用藥物，來控制血糖、降血脂、改善代謝異常。

Q15 腰痛與腎臟病的關係？

「腰痛」和腎臟病沒有絕對的關係，也有可能是腎臟病引起，或是腎臟以外的肌肉、肌腱或骨頭有問題。根據我在腎臟科門診的經驗，大部分人的腰痛症狀都不是腎臟病造成的。

如果只是單純腰痛，而無尿液異常，且是可以經由局部按摩或改變姿勢（如躺下）得到改善，這樣的腰痠背痛可能是「肌肉肌腱炎」，與腎功能衰竭無關。

引起腰痛的腎臟病類型，常見的有急性腎盂腎炎、腎結石、腎腫瘤、遺傳性多囊腎等。

急性腎盂腎炎

因細菌感染所引起，其中絕大部分是先罹患了尿道炎或膀胱炎，再往上感染到腎臟。臨床症狀包括：頻尿、血尿、腰痛、嘔吐、發燒，小便時產生灼熱感和疼痛感等。尿液若檢查出膿尿，可再進一步做尿液的細菌培養鑑定檢查。

腎結石

身體產生腎結石後，通常會造成身體一側絞痛，疼痛症狀與結石大小、部位有關，**大部分因結石而起的腰痛，多半是腎結石掉到輸尿管卡住造成的**。結石卡住後，排尿也會受阻礙，產生疼痛感，有時候甚至會痛得受不了。透過尿液檢查，很可能有「顯微性血尿」[12]的情形；若伴隨感

[12] **顯微性血尿**：血尿若是肉眼可見，即稱為「巨觀性血尿（gross hematuria）」；如果要依靠顯微鏡在高倍鏡視野下觀察紅血球，即是所謂的「顯微性血尿（microscopic hematuria）」。

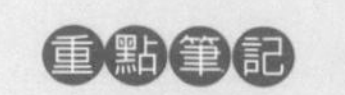

引起腰痛的腎臟病類型，常見的有急性腎盂腎炎、腎結石、腎腫瘤、遺傳性多囊腎等。

染，會出現膿尿，並同時有尿急、灼熱感等症狀。須進一步做超音波或靜脈腎盂攝影檢查（IVP）。

腎腫瘤除了腰痛外，可能還合併血尿、體重減輕等症狀，可以做下腹部超音波、尿液細胞學檢查來檢測。

一般而言，慢性腎絲球腎炎並不會引起腰痛。某些腎絲球腎炎類型，如：免疫球蛋白A腎病變（IgA nephropathy），其中的少數患者會合併血尿與腰痛，只是比例不高，但多有蛋白尿。若想了解腰痛是否與腎功能有關，醫師會詳細問診，確實做身體檢查，再從抽血、驗尿、超音波，或其他檢查中抽絲剝繭，最後才能獲得確定的診斷。

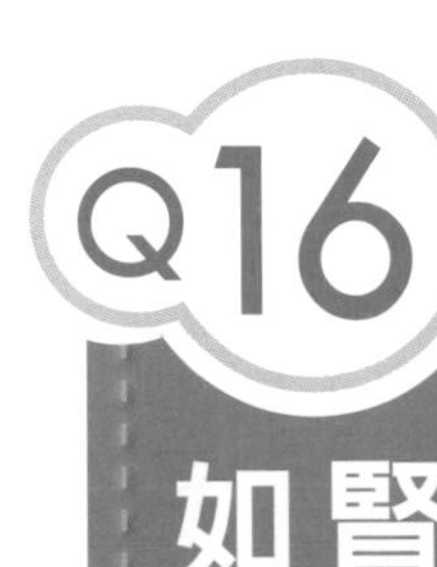

腎結石是如何形成的？如何避免？

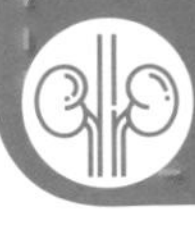

什麼是腎結石？

腎結石是由於身體的某些代謝異常，造成易結晶物質在尿液中的濃度升高或溶解度降低，因過度飽和而析出結晶，並與有機物質結合形成「核體（nucleosome）」，然後結晶體於腎臟增長、聚集，最後形成結石。

腎結石的分類

臨床上一般將腎結石分為四類：含鈣結石、感染性結石、尿酸結石、胱胺酸結石。80％的腎結石是「含鈣結石」，主要成分為草酸鈣、磷酸鈣；「感染性結石」約占10％，主要成分是磷酸銨鎂；「尿酸結石」佔10％；「胱胺酸結石」在台灣非常少見，僅有數例，多為孩童病例。直至目前，結石的形成機制都還尚未完全明朗。

腎結石好發於中壯年，男性多於女性，有家族病史者也會增加發生機率。除此之外，肥胖會增加尿酸、草酸的代謝，因此肥胖者、代謝症候群患者長出結石的機率較高，尤其是男性。左、右腎的結石發病機率相差無幾，雙腎結石的發病率為7％至10％，而結石生長於腎盂內的機率有80％。

各種結石的特點

◎**草酸鈣結石**：佔結石中的80％至84％，常呈黃褐或石銅色，在X光下清晰可見。好發於男性，且多有家族病史的紀錄。

◎**磷酸鈣結石**：佔結石中的6％至9％，結石為白色，表面粗糙，型態常呈鹿角狀，質地較硬，在X光下清晰可見，常生成於鹼性尿中，尤其好發於青壯年男性。

◎**尿酸結石**：佔結石中的6%至10%，黃色或棕褐色，表面光滑，常呈鹿角狀，質地較硬，X光下模糊不清或無法顯影。患者多為男性，尤以痛風病人最為常見。

◎**磷酸銨鎂結石**：佔結石中的6%至9%，黃色或汙灰色，呈樹枝狀或鹿角狀，質地較軟，臨床上又名「鹿角結石」，在X光下無法顯影。患者以女性居多，常好發於尿道感染的病患。

◎**胱胺酸結石**：結石類型裡不達2%，黃色或白色，表面光滑，呈圓形，X光下模糊不易顯影，常生成於酸性尿中。

◎**黃嘌呤結石**：這類結石很少見到，白色或黃棕色，質地脆，X光下不易顯影，一般生成於酸性尿中。

腎結石是如何形成的？

腎結石生成的主要因素就是飲食

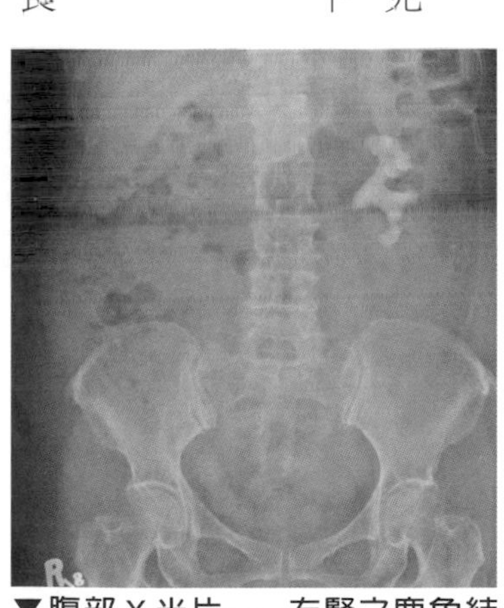

▼腹部X光片——左腎之鹿角結石（staghorn stone）

不當、飲水量不足造成的，或是在日常的飲食裡攝取過多可能形成結石的相關成分，例如：

◎**草酸積存過多**：體內草酸的大量積存，是導致腎尿結石的因素之一，像是菠菜、秋葵、堅果類、豆類、甜菜、草莓、麥麩、葡萄、可可、茶葉、橘子、番茄、竹筍等，都是草酸含量較高的食物。

◎**嘌呤代謝異常**：菇類、動物內臟、海鮮類、豇豆等，都含有較多的嘌呤成分。嘌呤進入體內後，會進行新陳代謝，代謝後的最終產物是「尿酸」。尿酸會促使尿中草酸鹽沉澱。一次食用過多含豐富嘌呤的食物，如果嘌呤的代謝又失常，草酸鹽就會在尿中沉積進而形成尿結石。

◎**脂肪攝取過多**：任何動物肉品，都屬脂肪多的食物，吃多了體內的脂肪量就會增加，脂肪會減少腸道中可與草酸結合的「鈣」，而讓草酸鹽的吸收增多，一旦代謝功能產生障礙，如：出汗多、喝水少、尿量少，就很可能形成腎結石。因此為了預防結石，熱天要多喝點水，吃了油水多的食物也要多喝點水，以促進排尿順暢，稀釋尿液成分，就能降低生成結石的風險。

◎**糖分攝取過多**：專家們發現，不論正常人或結石病人，食用100公克的蔗糖，過2小時以後檢查他們的尿，會發現尿液中鈣及草酸的濃度均上升了，造成草酸鈣積存在體內，而形成尿結石；而乳糖又比蔗糖能促進更多的鈣量被吸收。

◎**蛋白質攝取過量**：蛋白質能促使腸道吸收更多的鈣，增加尿鈣的排出。若是經常過量食用蛋白質（尤其是動物性），會讓尿中的鈣、草酸、尿酸的含量增加，所以如果腎臟不能有效地排除多餘的鈣、草酸、尿酸，就很容易在腎臟、輸尿管生成結石。

從以上幾種易形成腎結石的因素來看，要預防腎結石發生，就必須注意食材的均衡，不過分攝取。人體消化、吸收的能力有限，那些消化、吸收不了的養分都會增加泌尿系統、排泄器官的負擔。當確定是腎結石時，在治療期間要積極限制患者吃那些易使結石生成的食物。

腎結石的診斷

透過症狀、病史、理學檢查、尿液檢查、血液和腎臟功能的生化檢查，和必要的腹部X光檢查等，綜合分析後即可診斷出結石：

◎**病史**：仔細詢問病史，如：腹痛的性質、位置、痛覺傳遞的部位等，及尿中是否有紅血球的蹤跡。腎結石的典型症狀有腎絞痛、顯微性血尿（非肉眼可見）。詢問過往有無類似病史，或曾排過結石，是否有代謝症候群之病史，如：痛風、胱胺酸尿、囊性骨病變（為慢性腎臟病偶見之合併症）等，有助於醫師釐清病情。

◎**理學檢查**：腎絞痛沒發作時，除了患者的肋間橫膈角側有輕度叩擊痛外，並無其他異常。在腎絞痛發作時，患者的肋膈角邊會有壓痛反應及局部的肌肉緊張；腹肌放鬆時，可摸到腫大而有壓痛點的腎臟。其實，大多數沒有造成阻塞的腎結石，體檢結果可能完全沒有異狀。

腎結石的症狀

腎結石的症狀，取決於結石的大小、形狀、所在部位，和有無感染、阻塞等併發症。腎結石可能會有以下症狀：

◎腎絞痛：常是因為尿道有結石，多半在夜間或清晨突然發作。當結石阻塞尿道或下移時，疼痛便會加劇。

◎血尿、膿尿：急性腎絞痛，常伴隨明顯肉眼可見或顯微鏡下的血尿。少數引起完全性阻塞的結石可能並無血尿症狀。但結石若併發感染，則血尿、膿尿會同時發生。

◎急性阻塞性少尿、無尿：若患者是單腎或雙側輸尿管結石，有可能引發急性阻塞性少尿或無尿。

◎慢性腎功能衰竭：單腎或雙側腎結石之患者，若結石長期阻塞或併發感染，又沒有接受適時的醫療處置，可能導致慢性腎功能衰竭。

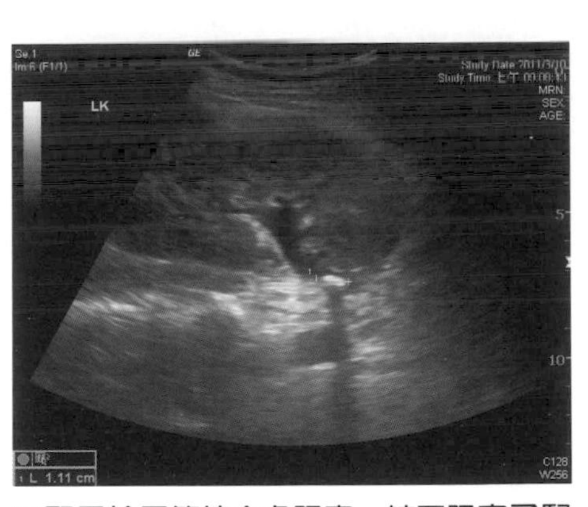

▼腎盂輸尿管接合處阻塞：結石阻塞了腎盂和輸尿管的接合處因而導致腎水腫。

腎結石患者如何預防再次復發？

從上述腎結石的成因，我們可以得出：腎結石的生成與飲食習慣關係密切。由於人們的飲食種類眾多，複雜的新陳代謝形成了不同成分的結石，所以腎結石患者應小心防範結石再次形成。

◎**水分攝取要足夠**：每天的水分攝取量，要足夠讓腎臟製造出 2000 cc～2500 cc 的尿量。人體水分的損失除了尿液之外，每天從皮膚散失的汗水（有形或無形的）約是 500 cc～700 cc，所以一天至少要喝上 2500 cc～3000 cc 的水才最理想。經常待在冷氣房裡或是常流汗的人，則必須喝更多水。

◎**限量攝取精緻糖**：美國科學家一項研究結果顯示，高糖食品的攝入，會增加腎結石的生成機會，因此，腎結石患者一定要少吃甜食。

◎**少吃高草酸鹽含量的食物**：番茄、菠菜、草莓、巧克力等。吃進高含量的草酸鹽是導致腎結石不斷增生的主要原因之一。

◎**鹽分適量攝取**：每天應當攝取適量的鈉，尤其是高尿鈣患者，鈉的每日攝取量須少於二千三百毫克，約等同於5.7公克的鹽。

◎**鈣質適量補充**：每日成人的鈣質攝取量約是八百至一千毫克，而孩童、孕婦、哺乳媽媽、停經婦女則需補充更多。攝取足量鈣質（一千毫克為限）能降低尿液中的草酸含量，鈣質能在腸道中與草酸結合形成不被身體吸收的草酸鈣，並以糞便的形式排出，便能減少草酸的吸收。預防結石復發的鈣質來源，從飲食中攝取會比食用鈣補充劑來得有效。

◎**蛋白質攝取不可過量**：飲食中若含高量的動物性蛋白質，會增加尿液中鈣質、尿酸鹽和草酸的排泄，而減少檸檬酸鹽的排泄，加速結石產生。一般而言，每天每一公斤體重所需的蛋白質約為0.8至1.2公克。

◎**維生素C攝取不可過量**：成人每日的最適建議攝取量是100毫克。若是攝取過量的維生素C，尿液中草酸的排泄量會有增加的傾向，反而增加生成結石的機會。因此，每日維生素C不可過量攝取，易生草酸鈣結石者最多不要超過每日500毫克。

◎**避免攝取過多的磷**：磷過多會酸化尿液，增加形成磷酸鈣結石的機率。因此患者所生結石若屬磷酸鈣結石，應避免高磷食物，例如：酵母、小麥胚芽、內臟、蛋黃、牛奶、堅果、可可等，且碳酸飲料、加工製品也應避免。

◎**睡前慎喝牛奶**：睡眠中尿量會減少、濃縮，尿中各種有形物質增加。飲入牛奶的2至3小時後，正值鈣經由腎臟排泄的高峰，短時間內通過腎臟的鈣驟然增多，就易形成結石，因此不適合在睡前飲用，腎結石患者尤其要避免。

◎**多攝取蔬菜、水果**：尿液若偏酸易使結晶形成，可透過飲食來改變尿液的酸鹼值——蔬菜、水果可使尿液偏鹼性；高蛋白質食物則會使尿液趨向酸性。因此應採取多蔬果、適量蛋白質的鹼性飲食，但須注意的是，水果中的桃、梅、李子會使尿液偏酸，應避免攝取。除此之外，黑加侖（黑醋栗）汁有鹼化尿液的作用，可酌量攝取。

腎結石患者的飲食禁忌

腎結石分為草酸鹽、磷酸鹽、尿酸鹽、鈣鹽、胱胺酸結石等。一般以草酸鹽、磷酸鹽成分的結石為最多。應針對不同的結石性質去做飲食控制：

◎**草酸鹽結石**：草酸高的食物，如菠菜、莧菜、蕹菜（空心菜）、青蒜、洋蔥、茭白筍及各種筍類、堅果類、草莓、可可、茶等。口服葉酸5毫克、吡哆醇10毫克，就能防止「甘胺酸」轉變為「草酸」。此類腎結石病人要多飲水。

◎**磷酸銨鎂結石**：主要因泌尿道感染而引起，飲食治療對預防此種結石復發較無效果。蔓越莓汁可酸化尿液預防泌尿道感染。

◎**尿酸鹽結石**：避免高蛋白質飲食，且禁食含高嘌呤的食物，如：動物內臟、濃肉湯、蘑菇、豌豆、龍鬚菜、沙丁魚、鳳尾魚、魚卵等。多食用蔬菜、水果，多喝水。

◎**鈣鹽結石**：避免碳酸飲料、維生素C，減少動物性蛋白質，降低鈉、磷的攝取，並補充足夠鈣質以降低尿鈣排出。

◎**胱胺酸結石**：每日水分攝取量必須高於其他種類的腎結石，須達4公升以上，限制鈉和動物性食物，多吃植物性食物，讓尿液呈鹼性。

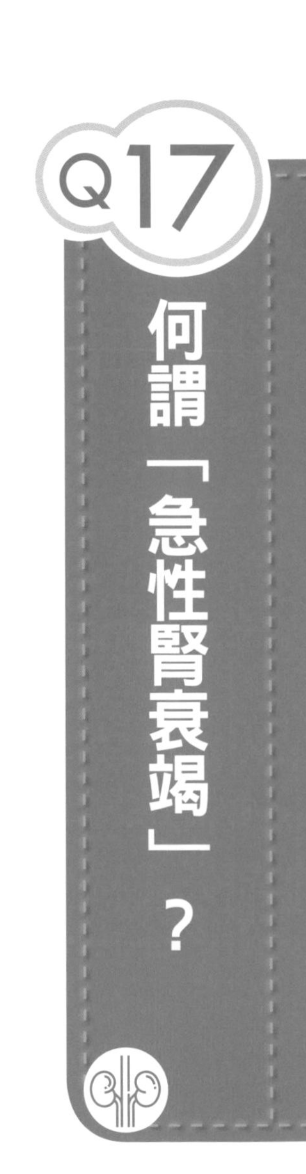

Q17 何謂「急性腎衰竭」？

「急性腎衰竭」指腎功能在短時間內遭受損傷，本來正常的腎臟機能，突然在數小時、數天、數週內急遽降低，而體內的血中尿素氮、肌酸酐濃度上升的病症。例如：突發性腎功能失常，讓腎臟無法排除身體的代謝廢物與維持體內恆定，連帶讓許多器官及系統也出現異常。**急性腎衰竭若能及早治療，可以恢復腎功能；但未痊癒，就可能演變成慢性腎臟病**。

急性腎衰竭的三個致病原因

急性腎衰竭（acute renal failure, ARF）的致病原因，可分為「腎前

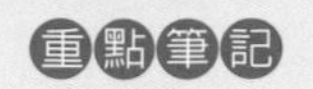

腎衰竭依嚴重程度和病因的不同，臨床上的表徵並不一致，輕微者可能完全沒有異樣。常見的症狀有：噁心、嘔吐、疲勞、尿量變少、水腫、血壓升高、呼吸短促、嗜睡、頭痛、不安、神智不清、昏迷等。出現以上症狀，要特別注意，及早就醫。

性（prerenal）」、「腎因性（intrinsic renal）」、「腎後性（postrenal）」三類。

「腎前性急性腎衰竭」是因急遽脫水、過度利尿、嚴重嘔吐、腹瀉、燒傷、急性心臟衰竭、休克等原因，導致通過腎臟的血流量驟減而引發的病症。

「腎因性急性腎衰竭」的成因是腎臟本身的急性病變，依病變部位可區分成：血管病變、腎絲球病變、腎小管間質病變，或為藥物中毒所引起的急性腎臟病變。其中尤以「急性腎小管壞死（acute tubular necrosis, ATN）」是急性腎衰竭（ARF）種類中最常見的病灶源。

「腎後性急性腎衰竭」是由於膀胱、輸尿管或尿道的阻塞而引起的腎病變，可能導致的原因有：攝護腺肥大、結石、血塊、腫瘤壓迫、誤扎輸尿管、服用磺胺類藥物導致的尿酸結晶、腎盂積水、凝溶蛋白尿（如：多發性骨髓瘤）等。若是只有單側輸尿管阻塞，通常不會有明顯的症狀，有相關病史者，絕不可輕忽。

引起急性腎衰竭的常見毒藥物，分成四大類：某些抗生素、重金屬、某些止痛藥、內生性毒素（例：因橫紋肌溶解症而導致的肌球蛋白尿）。藥物最好經醫師指示下使用，切勿自行服用來路不明之藥物或成藥。用藥後，若有異常症狀，應立即就醫。

▼ **急性腎衰竭的症狀**

急性腎衰竭	
腸胃系統	噁心、嘔吐、食慾不振、體重減輕、腸胃炎、便祕，或腸胃道出血等。
心臟血管	血壓值升高、心臟肥大、心絞痛、心包膜積水、心律不整、冠狀動脈疾病及周邊血管阻塞等。
呼吸系統	呼吸喘、肺水腫、肋膜積水、肋膜炎等。
免疫系統	抵抗力下降而易受感染。
血液系統	貧血、虛弱、食慾不佳、白血球和血小板異常、出血、瘀斑（瘀青）等。
新陳代謝	疲倦、無力、嗜睡、體重減輕、肌肉減少、電解質及荷爾蒙失調等。
骨骼系統	骨骼疼痛、骨質疏鬆、容易骨折等。
神經系統	痠麻、抽痛、無力、反射或感覺神經異常、自主神經異常等。

▼ RIFLE 分類法（Risk, Injury, Failure, Loss of kidney function, and End-stage renal disease）

有任一項標準達標即視為該期，跨越兩期則依較嚴重的一期為判斷標準。

※ 前三項是將急性腎衰竭以「嚴重程度」分類；
後二項是指「預後（未來的可能預估）」。

級別	血清肌酸酐（單位．mg/dl）	尿液輸出標準
危險期（Risk）	血清肌酸酐為原來的 1.5 倍	尿量少於 0.5 ml/kg/hr（持續 6 小時）
傷害期（Injury）	血清肌酸酐為原來的 2 倍	尿量少於 0.5 ml/kg/hr（持續 12 小時）
衰竭期（Fallure）	① 肌酸酐為原來的 3 倍 ② 肌酸酐 ≥ 4 mg/dl ③ 肌酸酐值急遽增加了 0.5 mg/dl	① 尿量少於 0.3 ml/kg/hr（持續 24 小時） ② 無尿（anuria）12 小時以上【無尿：少於 100 ml／日】
腎功能喪失（Loss）	失去腎功能超過 4 週	
末期腎臟病（ESRD）	失去腎功能超過 3 個月	

急性腎衰竭治療後，臨床上分三期：

①少尿期：排尿量減少（每日尿量少於400ml）的現象，可能持續1至4週（視疾病而定），並非所有的急性腎衰竭患者都會產生少尿的情形。

②利尿期：腎臟已復原到某種程度，排尿量也增加，每日尿量約為1至2公升，甚至可能多達4到5公升，會持續1週至2週的時間。

③恢復期：腎功能逐漸地恢復，約需3至12個月才能完全康復，也有可能轉為輕微至中度的腎臟損傷。

急性腎衰竭是「暫時性」的腎衰竭，治療過程中維持水分和電解質的平衡，並給予充足的養分，最重要的是找出造成急性腎衰竭的因素加以矯正治療，則可以恢復腎功能，不用擔心要洗腎。但若病情較嚴重，也容易引起其他併發症，或演變為慢性腎臟病，所以仍要小心。

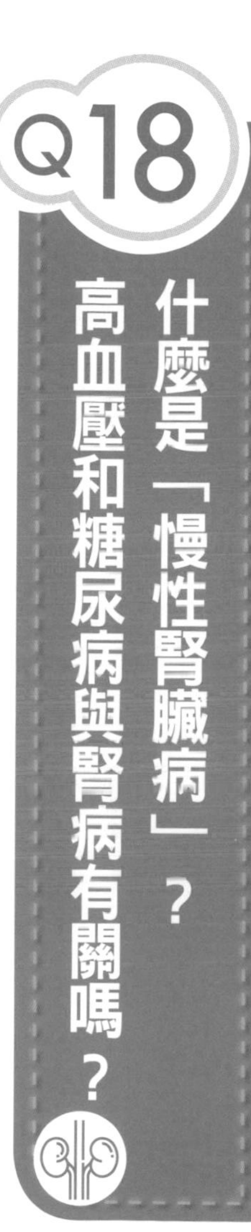

什麼是「慢性腎臟病」？高血壓和糖尿病與腎病有關嗎？

所謂「慢性腎臟病」的定義是指腎臟的結構或功能異常超過三個月以上，並且對健康造成影響。一般會用腎絲球過濾率來評估腎功能。

每個人的腎功能衰退速度不同，早期腎臟病不會出現任何症狀，但當腎功能開始下降時，身體不堪負荷無法持續地把廢物代謝掉，就會出現噁心、嘔吐、蛋白尿、水腫、貧血、呼吸急促等症狀。

罹患「慢性腎臟病」的可能原因

(1)由全身性疾病引起的腎臟血管病變，例如：糖尿病、高血壓，也是現今造成慢性腎臟疾病最大的原因。

(2)直接或間接的原因引起腎臟發炎，像是一些自體免疫疾病，如：紅斑性狼瘡；一些慢性細菌性或病毒性肝炎，如：B型肝炎、C型肝炎，上述這些疾病都可能會間接地導致腎臟發炎。而有一些人本身就有罹患原發性腎炎的可能，這些腎炎拖久了也會演變為慢性腎臟病。

(3)亂買、亂吃來路不明的藥物或偏方。

(4)腎結石、攝護腺肥大等疾病造成的尿道阻塞，或其他先天性的尿道異常，時間一久就會釀成慢性腎臟病。

(5)長時間暴露於重金屬環境中，如：鉛、鎘等的有害物質，或長期且大量地吸菸，都可能導致慢性腎臟病。

糖尿病是造成腎臟病惡化的主因

「糖尿病」是腎功能惡化的禍首之一。目前台灣有五萬多名尿毒病患，其發生率逐年增加，約二分之一的新增病人是糖尿病患者，因此如何早期篩檢、早期治療糖尿病腎病變，便成了重要的課題。

臨床上出現蛋白尿時，腎臟病變已是不可逆。若是再不加以控制血糖和血壓、減少蛋白質的攝取，腎功能就會一路衰退，而血中尿素氮及肌酸酐值攀升，最後惡化成末期腎衰竭。

▼「糖尿病腎病變」的預防與治療方法

①**定期測量血壓**：這是最重要的部分，如患有高血壓，請遵照醫師指示盡量保持血壓在正常值以下——收縮壓小於 130 mmHg、舒張壓小於 80 mmHg。

②**嚴格的血糖控制**。

③**減少飲食中的蛋白質攝取**：執行與否和降低程度，與醫師討論。

④**戒菸、治療高血脂**：控制住讓動脈血管加速硬化的危險因子。

⑤**定期尿液檢查**：若發現蛋白尿，應進一步抽血檢查肌酸酐數值。

⑥**防止與治療會危害腎臟功能的因素**：泌尿道感染、心臟衰竭、神經性膀胱症，及其他阻塞性腎病變。

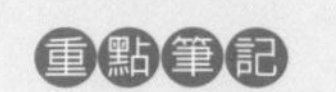

惡性高血壓易導致腎小動脈狹窄，因腎絲球缺血，更讓血壓升高，如此惡性循環致使腎功能急速惡化。應從運動、飲食及血壓藥物著手，積極控制血壓。

高血壓也會影響腎臟功能

「高血壓」是腎臟功能惡化的原因之一。它可能藉由傷害腎小動脈內皮細胞而使得動脈血管壁增厚、狹窄，甚至造成類纖維蛋白壞死（fibrinoid necrosis）而致使腎硬化、腎衰竭。

「良性高血壓」是因為腎臟發揮代償作用，減低了血壓對腎絲球的破壞。若為原發性腎病或其他腎毒性因素的高血壓患者，就容易因破壞代償機轉引起蛋白尿，進而導致腎衰竭。

「惡性高血壓」易導致腎小動脈狹窄，因而讓腎絲球缺血，進而活化了「腎素—血管收縮素—醛固酮」系統，更讓血壓升高，如此惡性循環而致使腎功能急遽惡化。屆時，積極控制血壓乃是不二法門，可從運動、飲食、血壓藥物去著手。

遺傳、肝炎也是慢性腎病的原因之一

接著來談腎絲球腎炎，有一些病例可能是來自於「遺傳」，或是經由感染、發炎所誘發，如：B型肝炎、C型肝炎；另外一部分是由於「自體免疫疾病」，如：紅斑性狼瘡。這些疾病在初期往往沒有明顯的症狀，病人本身也不一定感受得到，但大多數會伴隨著蛋白尿或血尿。一旦發現小便有大量泡沫久不散去疑似為蛋白尿的情形，或是不明原因的血尿，請及早尋求合格的腎臟科醫師，並做詳細地檢查及治療。

若能早期治療，一部分的慢性腎病是可以受到控制且痊癒的。如果本身有高血壓，或其他有關心血管疾病的風險因子存在，如：高血脂，那麼嚴格地控制它們，可以減緩惡化的速度，降低引起其他併發症的機率。另外，減少鹽分的攝取，能有效控制血壓並且避免浮腫。

有蛋白尿現象時，在醫師指示下減少蛋白質的攝取，以減輕腎臟負擔、延緩疾病惡化。此外，當病患得知罹患腎炎時，應好好和腎臟科醫師配合，切勿聽信偏方，因為某些成分很可能導致腎臟疾病加劇惡化。

腎炎可能會復發，須定期回診

某些病患常在症狀緩解後，就不再回診，可是多數腎炎都有可能再復

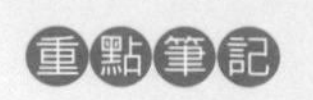

發現蛋白尿時，在醫師的指示下減少蛋白質的攝取，以減輕腎臟負擔、延緩疾病惡化。得知罹患腎炎時，應好好地和腎臟科醫師配合，不要聽信偏方。

發，定期回診可以幫助病患早期診斷出疾病是否有復發的跡象。對於一些無法緩解的病患而言，定期回診可以讓醫師確實掌握病情的發展，並在需要的時候給予最適當的治療，例如像「透析」這種腎臟替代治療。

慢性腎臟病的其他成因

罹患慢性腎臟病的國人中，有一群為數不少的病患是因為長期使用未經醫師許可的止痛藥、抗生素或減肥藥，甚至是一些草藥或偏方而造成的。其中最普遍的就是長期服用「非類固醇類消炎止痛藥（NSAIDs）」者，他們通常是年紀稍長的中老年人，可能同時患有糖尿病或高血壓疾病，本身就是慢性腎臟病的高危險群，常因骨骼肌肉的疼痛而長期服用此類藥物，最終可能導致慢性腎衰竭。

常有部分國人會自行服用一些坊間流傳的偏方或中草藥。目前已證實如：廣防己、青木香、關木通、馬兜鈴、天仙藤等中藥，因含有「馬兜鈴酸（aristolochic acid）」，會造成所謂的「中草藥腎病變」，引發

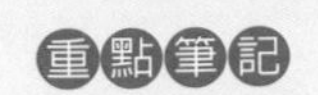

長期亂服用一些未經醫師許可的止痛藥、抗生素、利尿劑、減肥藥，或來路不明的草藥、偏方、非類固醇類消炎止痛藥品的人，易罹患慢性腎臟病。

腎臟內急遽地「非發炎間質性纖維化」，致使腎功能快速惡化及腎臟萎縮。多數病人於服用後數月至一、二年內便發展為末期腎病變，得進行透析治療或腎臟移植。

某些藥物本身就會引起腎毒性反應，如：一些抗生素、顯影劑、化學治療藥物、鋰鹽等；對於一些罹患高血壓、糖尿病的高危險群患者，使用藥物更須特別注意。

某些人的泌尿道結構出了問題而導致泌尿道阻塞，如：尿道感染、攝護腺肥大，或因先天性結構異常所造成的逆流、反覆感染。這類問題若不能及早解決，時間久了會演變成慢性腎臟疾病。所以最好是盡早尋求泌尿科醫師的協助，免除不必要的後遺症。

其他如重金屬，像是：鉛、鎘、汞，及一些化學有機溶劑所造成的慢性腎病變，都曾有專家學者提出憂慮。此外，某些「先天性」或「遺傳性」的疾病本身也會影響到腎臟功能，最明顯的例子便是「顯性遺傳性多囊腎」。

事實上「遺傳性」的腎病變無法根治，但是在醫師的定期追蹤下，一方面可以減少併發症的發生，同時在腎臟功能衰竭時可及早預做腎臟替代治療的準備，降低病患死亡率。

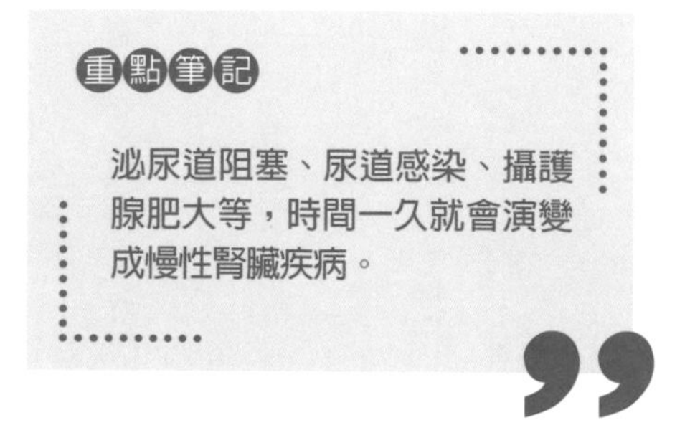

Q19 「慢性腎臟病」有哪五個階段？病患該注意些什麼？

腎臟衰竭可分成「急性」和「慢性」兩種。「急性腎衰竭」是因某種突發狀況讓腎臟失去功能，治療後通常可以恢復功能。

如果腎臟的功能受損，而且無法恢復到原有的正常功能，稱之為「慢性腎衰竭」或「慢性腎臟病（Chronic Kidney Disease）」。

「慢性腎衰竭」的分期指標

▼腎絲球過濾率（GFR）

第1期：腎功能正常，有蛋白尿或血尿；GFR：90～100 ml/min/1.73m^2（6個月追蹤一次）。

第2期：輕度慢性腎衰竭，有蛋白尿或血尿；GFR：60～89 ml/min/1.73m²（6個月追蹤一次）。

第3a期：中度慢性腎衰竭；GFR：45～59 ml/min/1.73m²；

第3b期：中度慢性腎衰竭；GFR：30～44 ml/min/1.73m²（3個月追蹤一次）。

第4期：重度慢性腎衰竭；GFR：15～29 ml/min/1.73m²（3個月追蹤一次）。

第5期：末期腎臟病；GFR：0～14 ml/min/1.73m²（2週至4週追蹤一次）。

▼輕度慢性腎病

第1、2期屬於「輕度慢性腎病」，腎臟功能是正常人的60％以上，可能出現夜尿、

1 GFR 90～100
腎功能正常，有蛋白尿或血尿

2 GFR 60～89
輕度慢性腎衰竭，有蛋白尿或血尿

3 GFR 30～59
中度慢性腎衰竭

4 GFR 15～29
重度慢性腎衰竭

5 GFR 0～14
末期腎臟病

註：GFR正常值約為100 ml/min/1.73m²；第①、②期的患者發現有血尿或蛋白尿時，才會判定是「腎功能有障礙」。

血尿、蛋白尿或水腫等症狀。治療及注意事項如下：

①藥物治療、運動及規律生活、不熬夜、不抽菸、不喝酒。

②飯前血糖小於110 mg/dl；飯後血糖小於140 mg/dl；糖化血紅素（HbA_{1c}）小於7%。

③血壓控制在130/80 mmHg以下。75歲以上有慢性腎臟病或心血管疾病的患者，其血壓須控制在120/80 mmHg。

④低鹽、低油、低糖飲食。

▼中重度慢性腎病

第3、4期為「中重度慢性腎病」，腎臟功能約是正常人的15%至59%，可能出現泡沫尿、疲累、頭昏、高血壓、高血脂、水腫、皮膚癢、骨頭痠痛等症狀。治療及注意事項如下：

①運動及規律生活、不熬夜、不抽菸、不喝酒。

②治療貧血，必要時可補充鐵劑、注射紅血球生成素（EPO，俗稱生血針）。

③預防腎性骨病變（renal osteodystrophy），採低磷飲食、補鈣。

④改善水腫及水分蓄積。

⑤鹽分每日限制攝取6公克（世界衛生組織建議量）；實行「低蛋白質飲食法」，因此每日的蛋白質攝取量應為「每一公斤體重×0.6至0.8公克」，意即若體重為70公斤，則一日的蛋白質建議量便是42至56公克。

⑥自我心理調適，積極配合治療。

⑦切忌濫服藥物、迷信偏方。

▼末期腎臟病

第5期為「末期腎臟病」，腎臟功能低於正常人的15%，無法自行排除體內的代謝廢物和水分，可能會出現噁心、嘔吐、高血鉀、心律不整、臉色蒼白、食慾不振、水腫等症狀。治療及注意事項如下：

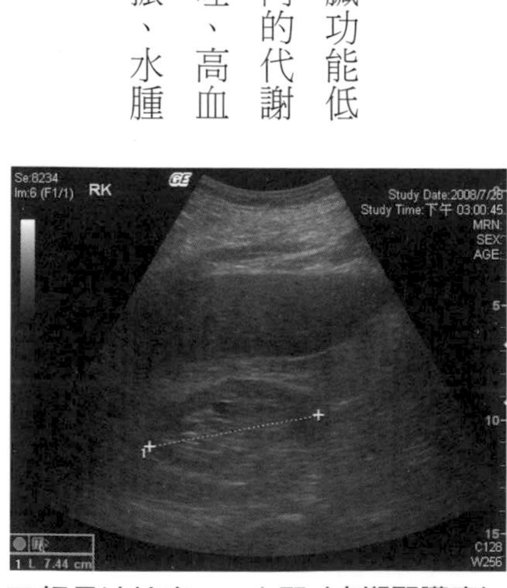

▼超音波檢查——右腎（末期腎臟病）

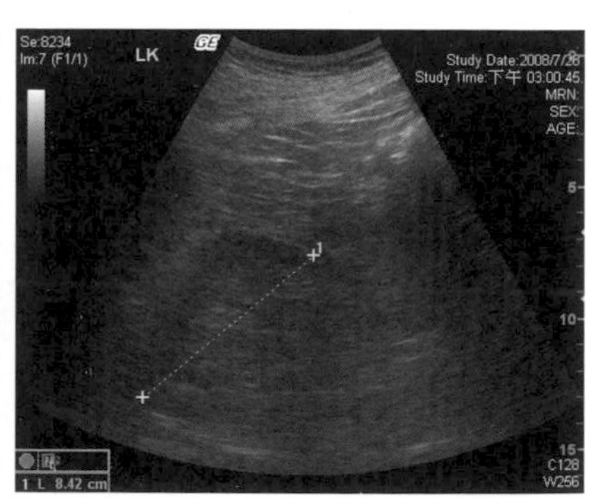

▼超音波檢查——左腎（末期腎臟病）

①治療貧血，服用鐵劑、注射紅血球生成素。

②減輕心肺積水症狀；減少水分攝取，一日總水量約為前一天的總尿量加上500 ml的水；酌情使用利尿劑。

③改善食慾不振及噁心感。

④鹽分攝取每天少於6公克；每日蛋白質攝取量不超過「每一公斤體重×0.6公克」；避免攝取過多高血鉀、高血磷的食物。

⑤藥物治療。若不適症狀已無法用飲食及藥物控制時，則須接受「血液透析（洗腎）」治療。

重點筆記

慢性腎功能衰竭的飲食注意事項：

1. 低磷飲食。
2. 不吃全穀類：五穀、蓮子、薏仁、糙米、栗子、紅豆、綠豆、麥芽。
3. 不吃乳製品：優格、優酪乳、乳酪、起司。
4. 不吃豆類：堅果、瓜子、花生、杏仁果、黑豆、開心果、核桃、芝麻。
5. 其他：咖啡、可樂、奶茶、養樂多、可可粉、巧克力、酵母粉、蛋黃、魚卵、卵磷脂等。

Q20 何謂「尿毒搔癢症」？我有哪些治療的選擇呢？

全球罹患慢性腎臟病的患者有漸增的趨勢，根據美國 DOPPS（Dialysis Outcomes and Practice Patterns Study）透析品質資料庫顯示，尚未接受透析的腎臟病患引發「尿毒搔癢症」的機率約是一到三成，而到腎臟病末期才接受透析，會產生搔癢困擾的民眾就驟升到五至九成。

腎臟病友的體內，往往有尿毒素偏高、鈣缺乏、磷過高的情形，因而去刺激到中樞神經或副甲狀腺，引發皮膚搔癢症狀；再者，腎臟病友多數是中老年人，年長者的皮膚本來就較乾燥且角質化明顯，皮脂腺會隨年紀增長而漸漸萎縮，汗腺分泌代謝也不佳，而產生電解質異常，刺激到皮膚造成慢性發炎搔癢。

腎臟病友皮膚搔癢的範圍多在背部、腹部、頭部和四肢，有時甚至遍布全身，比被蚊子叮還癢，通常在夜晚會更嚴重且影響睡眠，也會因為反覆搔抓而導致續發性皮膚病變，如脫皮、苔蘚化或結節性癢疹等症狀。

腎臟病合併尿毒搔癢症，該如何治療？

(1) 初期或輕微患者，可使用保溼潤膚軟膏或乳液。

(2) 若因血液中的磷過高或副甲狀腺亢進所造成的皮膚搔癢，以藥物控制或切除副甲狀腺。

(3) 若因透析量不足而引發搔癢，增加透析量。

(4) 若持續搔癢，可口服抗癲癇劑（Gabapentin）或醫藥級活性碳藥物 Kremezin®（AST-120）。

(5) 若情況嚴重，可使用免疫製劑止癢藥膏。

(6) 接受腎臟移植，是目前治療尿毒搔癢症的最佳方法。

此外，根據研究，持續塗抹月見草（含γ－次亞麻油酸）成分的擦劑，對腎臟病友的皮膚搔癢具有療效。另外，到皮膚科做中波紫外線（UVB）照射，或到中醫科針灸，也可改善腎臟病友的皮膚搔癢問題。長期塗抹類固醇藥膏會有皮膚萎縮、變薄的副作用，而尿毒搔癢和一般乾癬或溼疹引起的搔癢不同，所以病友不宜自行塗抹類固醇藥膏來止癢。

我常提醒病友，引起尿毒搔癢症的原因很複雜，不一定所有治療方式都能見效，有時需要數種方法同時併用。建議病友要適時與腎臟科醫師溝通，醫師才能針對症狀及病因，對症下藥，徹底改善腎臟病友的健康。

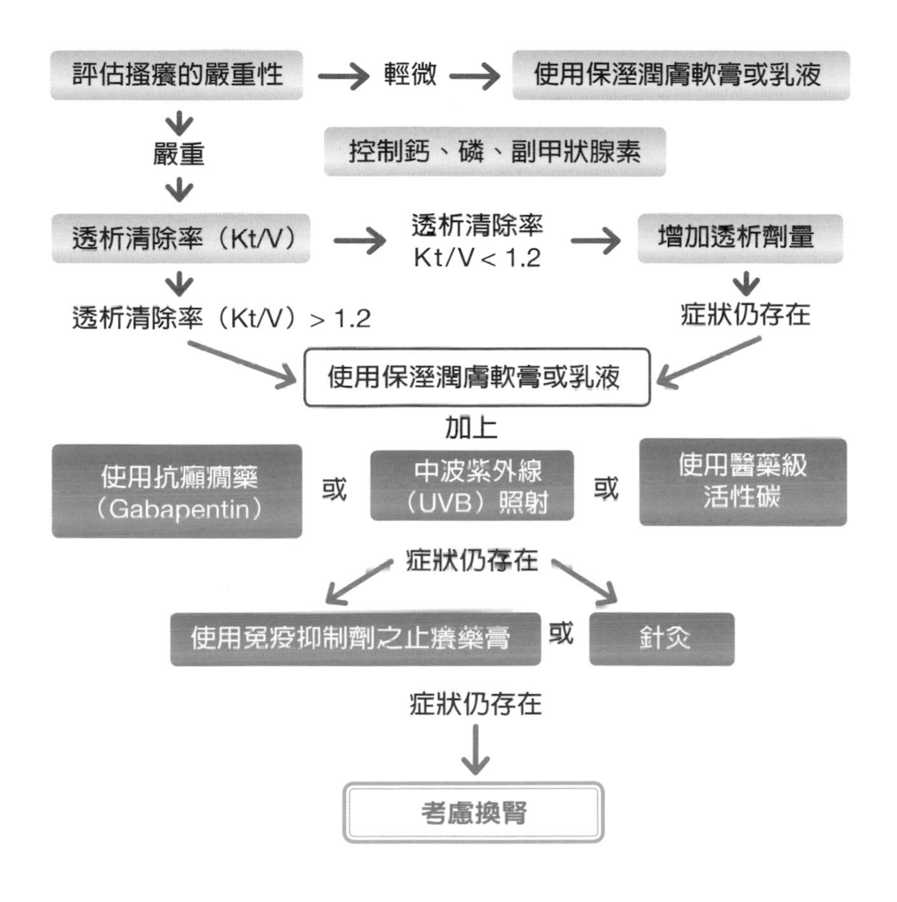
評估搔癢的嚴重性
輕微
使用保溼潤膚軟膏或乳液
嚴重
控制鈣、磷、副甲狀腺素
透析清除率（Kt/V）
透析清除率
Kt/V < 1.2
增加透析劑量
透析清除率（Kt/V）> 1.2
症狀仍存在
使用保溼潤膚軟膏或乳液
加上
使用抗癲癇藥
（Gabapentin）
或
中波紫外線
（UVB）照射
或
使用醫藥級
活性碳
症狀仍存在
使用免疫抑制劑之止癢藥膏
或
針灸
症狀仍存在
考慮換腎

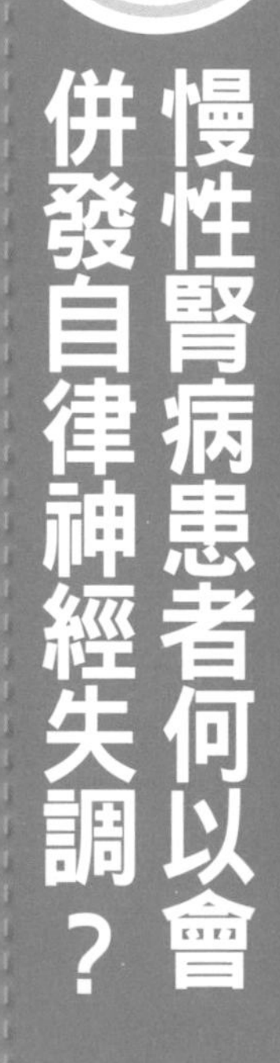

Q21 慢性腎病患者何以會併發自律神經失調？

慢性腎臟病患者經常會出現很難確實形容的症狀，發生的部位從頭到腳都有可能，像是心跳過快、胸悶、耳鳴、突然多汗或少汗、腸胃蠕動過快以致肚子痛或拉肚子等症狀，往往困擾患者很多年，但是去醫院檢查又無明顯異狀，這時候醫師就會懷疑是腎友的自律神經功能出問題了。

所謂「自律神經」又叫「自主神經」，獨立自主運作而無法按照我們的意志去控制的神經系統，又分為「交感神經」與「副交感神經」，前者主控心率加快、血壓上升、促進皮膚發汗、放大瞳孔、減緩胃腸蠕動；後者則完全相反，讓心跳變慢、血壓下降、縮小瞳孔、加快胃腸蠕動——「交感神經」和「副交感神經」兩者相互拮抗，從而保持神經系統的平衡與協調，而一旦兩者的協調出現問題，就會引發「自律神經失調」的相關症狀與疾病。

恐慌症、自律神經失調的「一病各表」

一個人要是長期處於精神壓力或緊張焦慮的情緒下，自律神經就會失去平衡，其表現症狀非常多樣化，類似恐慌症發作。以生理機轉表現而言，「自律神經失調」其實和恐慌症有一些相似之處，像血清素有時也會影響到自律神經的運作；血清素不足時，自律神經可能會處於過度失常的狀態，導致從頭到腳浮現許多不明原因的疼痛，比如：胸悶、心跳加快、頭暈、肚子疼、出現噁心感等這些和恐慌症相似的症狀。某些身心醫學科的醫師認為：自律神經失調和恐慌症就像是「一病各表」，端賴以何種角度切入來看待疾病。

常見的慢性腎臟病之自律神經失調臨床症狀

(1) **心臟血管系統反射不良：**「姿勢性低血壓」在洗腎室最為常見，常造成洗腎病患洗腎中或結束後的不適。

(2) **神經系統感覺異常：**莫名頭暈、頭痛、頭皮或手腳發麻。

(3) **排汗功能失調：**無汗、少汗，但有時又狂冒汗。

(4) **腸胃道蠕動功能異常：**莫名吞嚥困難、便祕、腹瀉、胃痙攣、腹脹、噁心感、嘔吐，或甚至有大腸激躁症（腸躁症）。

(5) **泌尿生殖系統自主神經不良：**無法控制排尿、勃起不能，或無法射精。

自律神經功能失調危害慢性腎臟病患者更甚

慢性腎臟病易造成自律神經功能失調。**與一般人相比——慢性腎臟病所併發的自律神經功能失調更為嚴重，且不可逆。**因為像這類病患大多是始於糖尿病病情控制不佳而導致，糖分的代謝產物對神經造成莫大傷害，再加上尿毒素也會傷害神經，所以慢性腎臟病患者若併發自律神經功能失調往往危害更甚，甚至可能危及性命。

重點筆記

慢性腎臟病患的自律神經功能失調，可藉由抗憂鬱劑或鎮定劑達到緩解。也建議腎友適度地抒發壓力，多做像是太極拳、外丹功或是瑜伽的運動，可使自律神經功能得到改善，進而緩解自律神經失調的困擾。

自律神經之檢測——心率變異度檢查法

目前，自律神經之檢測最常被使用的方式是「心率變異度檢查法（heart rate variability, HRV）」——以心跳5分鐘內的變動換算頻率，藉此觀測交感神經和副交感神經的活性。通常自律神經功能障礙者的心跳間隔變異度遠小於正常值。這個方法在台灣已經被陽明大學郭博昭教授廣為開發及運用。

抗憂鬱劑、鎮定劑可治療自律神經失調

慢性腎臟病患的自律神經失調，可藉由抗憂鬱劑或鎮定劑達到緩解。其餘則是依照症狀選擇合適的治療藥物。在非藥物治療上，台灣本土的研究成果卓著，陽明大學郭正典教授的研究證實，一般人打太極拳、練外丹功，將有助於提升副交感神經的活性。此外，台大醫院腎臟科蔡敦仁教授亦發現，洗腎病人練習太極導引可改善自律神經功能。所以醫師多半會建議腎友適度抒發壓力、調整生活作息、多運動（尤其是氣功、瑜伽或太極拳），如此才能遠離自律神經失調的困擾。

Q22 慢性腎臟病常見的睡眠障礙有哪些？

睡眠障礙在慢性腎臟病患者中極為常見，但重要性經常被人所忽略。腎臟科陳文卿醫師發表於美國腎臟基金會（NKF）官方期刊上的文章表明——台灣將近七成的血液透析病患有睡眠障礙。國外研究也顯示，慢性腎臟病患者多有不同程度的睡眠失調症狀，其中包括：失眠、白天嗜睡、睡眠呼吸中止症、不寧腿症候群、週期性肢體抽動症。

失眠（Insomnia）

研究證實約有50%的慢性腎臟病患者有失眠方面的困擾，可能的原因包括：

①體內代謝異常：高血鈣、高血磷、貧血、尿毒素等指標的異常。
②合併其他精神疾病：如憂鬱症。
③其他藥物造成：多見於類固醇藥物。
④睡眠習慣不佳：白天睡覺。

白天嗜睡（Excessive Daytime Sleepiness, EDS）

白天嗜睡的機率在慢性腎臟病患中佔50%至60%，因尿毒素導致調控清醒週期的神經物質減少，進一步影響腦部，及在透析過程中所釋放出的「發炎性細胞素」誘導睡眠等。

睡眠呼吸中止症（Obstructive Sleep Apnea, OSA）

睡眠呼吸中止症在慢性腎臟病患者中，發生的機率是一般人的十倍以上。臨床上症狀為「睡眠中反覆地呼吸暫停」，進而導致缺氧而使患者驚醒。致病機轉是因為「上呼吸道阻塞」及「呼吸中樞調控不穩定」。

由於慢性腎臟病患常有體液過多的情形，容易聚積於上呼吸道，造成咽喉狹窄，而才導致氣管阻塞；此外，尿毒症還常合併神經與肌肉的病變，上呼吸道的肌肉張力下降，造成擴張肌失能而導致睡眠呼吸中止。

至於，呼吸中樞調控的不穩定，乃是因為病患體內的尿毒素及代謝性酸中毒，才導致過度換氣與呼吸中止的情形反覆交替。

「睡眠呼吸中止症」常易導致夜間低血氧；許多研究指出，「夜間低血氧症」會增加冠狀動脈和腦血管疾病的發作機率。睡眠呼吸中止症，也可能導致慢性腎衰竭惡化、免疫功能下降，及感染併發症的惡化。

睡眠呼吸中止症的診斷，要依靠睡眠檢查室的多種睡眠電圖監測，包括：腦波圖、眼動圖、肌電圖、心電圖、口鼻呼吸氣流、血氧飽和度、姿勢擺位、鼾聲，及在睡眠狀態中的胸腹呼吸動作等。其治療的方法有：矯正可能引起疾病的潛在因素，像是肥胖、戒除酒精或安眠藥，之中又以使用「持續性氣道正壓呼吸器」和「氧氣給予」最為有效。此外，「接受腎臟移植」與「夜間血液透析」也能改善病況。

不寧腿症候群（Restless Leg Syndrome, RLS）、週期性肢體抽動症（Periodic Limb Movement Disorder, PLMD）

重點筆記

慢性腎臟病患的睡眠障礙中，睡眠呼吸中止症容易併發心臟血管疾病。而不寧腿症候群與週期性肢體抽動症的罹病原因，常和血液透析之順應性（compliance）變差或交感神經的過度活化有關。夜間血液透析、接受腎臟移植可以大幅度改善患者的睡眠障礙。

不寧腿症候群（抖腳症狀）是一種感覺運動（sensorimotor）的失調，患者因為腿的不適或麻痺感，而不由自主想要伸展或移動腳以舒緩不適。週期性肢體抽動症，則是於睡眠中出現高度間歇性的下肢肌肉抽動。上述兩種症狀時常合併出現，據研究指出約80％的慢性腎臟病患者會有不寧腿症候群，而週期性肢體抽動症之盛行率也達50％以上。

「不寧腿症候群」與「週期性肢體抽動症」的致病機轉目前尚未清楚，危險因子囊括了鐵質缺乏、缺鐵性貧血、周邊及中樞神經系統的異常，而又以「鐵質缺乏」最為關鍵，因為會影響到神經傳導物質——多巴胺（dopamine）之合成。

週期性肢體抽動症的診斷，是依靠睡眠檢查室中記錄下的那些客觀數據；不寧腿症候群的診斷則是透過主觀的陳述，評定是否符合標準，因此常有診斷上的誤差。治療的方法有：調整生活方式、戒除過量的咖啡及菸酒、矯正缺鐵；至於在藥物治療的範疇上，則可以使用多巴胺促進劑。

直至目前為止，無論是何種透析方式，皆無法有效改善不寧腿症候群和週期性肢體抽動症。但接受腎臟移植倒可以改善不寧腿症候群的病情。

Q23 為何會發生鉛中毒？和腎臟病有關嗎？

鉛是一種常見的重金屬。鉛中毒之前在社會媒體的版面上，佔了不少篇幅，相當受到重視。但人們對於「鉛中毒」導致的慢性腎臟病仍容易忽視。

根據研究發現，接觸鉛元素超過5年以上，便可能發生漸進性腎小管萎縮，最終會導致腎功能不全、痛風性腎病變。罹患鉛中毒腎病變（lead nephropathy）的人，往往很少意識到源頭與鉛有關，誤以為是高血壓性腎病變，因而只是單純控制高血壓，但卻發現腎功能仍逐漸退化，最終錯失了治療時機。

鉛中毒腎病變要特別注意的是，腎臟會長尿酸結石，但並非是因為患者關節痛風而引發，而是因過量的鉛經由腎絲球過濾後，會在近曲小管再吸收，然後逐漸堆積在近曲小管細胞上，導致腎臟受損。

鉛中毒的好發族群

鉛的用途很廣，每個人都有機會暴露在「鉛元素」的環境中，有可能存在於空氣中、飲水中、食物中、汽油中、部分油漆裡。

在台灣，鉛汙染的主要來源為含鉛汽油的使用，現在食物及飲水中的鉛已經有受到管制，汽油和油漆中的鉛也減少或禁用，不過仍有一些族群比較容易受到鉛的傷害：

▼勞工族群

待在像鉛工廠、焊接工廠、鉛蓄電池工廠等環境的勞工或油漆工，時時浸潤在高暴露量的環境下。這些勞工若沒有洗手就抽菸、吃東西，就更容易增加鉛的攝取機率；如果回家前沒有先洗澡、洗頭、換衣服和鞋子，便把「鉛」帶回家了。

兒童

小孩是最易受鉛影響的族群，因為小孩一天中有很長的時間都待在地上，若地板上有剝落的油漆，或父母從工廠帶回來的含鉛粉塵，孩子極容易因為身體碰觸或吮手指的動作，就把這些含鉛的東西吸入或吃進體內。

兒童觸碰或啃咬塗漆、繪畫原料等，也會造成鉛中毒。特別是那些檢驗不合格的玩具、積木等等，由於兒童時常接觸，且接觸後時常未洗手就吃東西，或常有把手指放進口腔之習慣，都易引起長期的鉛暴露。

若孩子有營養不良的問題（鐵、鈣、鋅、維生素C不足），鉛就更容易由腸胃道吸收。懷孕婦女若血鉛濃度偏高，會經由胎盤傳給胎兒，而影響到胎兒的發育，尤其是胎兒的神經系統。若母親從前從事和鉛有關的工作，因為鉛是會沉積在骨頭的，所以懷孕時，鉛也可能由骨頭跑進血液裡影響胎兒。

平日會接觸一些來路不明的草藥或化妝品

有些工作，像是有色玻璃製作、陶瓷繪畫所用的含鉛色料等；還有

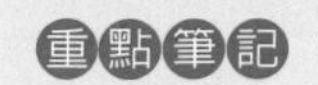

血中鉛濃度越高，腎功能便越差，發生高血壓的機會也越大。對於慢性腎臟病患而言，積極排除體內的鉛含量，可減緩腎功能的衰退。

像是殺蟲劑、除草劑之製造業也會使用無機鉛化物，只要有機會接觸上述物質的人，都有可能會鉛中毒。據研究，血中的鉛濃度越高，腎功能便越差，發生高血壓的機會也越大。

在治療方面，主要還是去除鉛來源，並使用藥物排掉體內的鉛。已故毒物科權威林杰樑教授的研究指出：慢性腎臟病患使用「乙烯二胺四醋酸（ethylene diamine tetraacetic acid, EDTA）」這種金屬離子之螯合劑（chelating agent，又名鉗合劑），可有效減緩腎功能之衰退。其實，預防勝於治療，在生活習慣、工作、環境上盡可能避免長期的鉛暴露，否則也未必能趁早發現及治療鉛中毒。

Q24 何謂「中草藥腎病變」？哪些中草藥會造成腎病變？

在國人的傳統觀念中，中草藥是無害且無副作用的，也就是「有病治病，沒病強身」。但是中草藥真的沒有副作用嗎？事實上，中草藥和西藥一樣是「藥」，不但有副作用，濫用更會導致嚴重的病變，包含：肝或腎衰竭、癌症。

的確有些動物實驗指出「部分中藥可藉由不同的機轉改善腎臟功能」。例如：人蔘、冬蟲夏草能降低血中尿素氮、血清肌酸酐；穿心蓮、歸脾湯可增加抗氧化酵素，進而提升抗氧化壓力；桂枝茯苓丸可以減緩慢性腎病的發病進程。

然而，中草藥的安全性越來越受到人們重視。最早在國際間引起關注的中草藥議題：一九九三年一名比利時醫師 Vanherweghem 於醫學期刊《刺胳針（*The Lancet*）》發表了多名年輕女性因為吃了某診所開立的減肥中草藥以後，發生急性間質性腎纖維化的案例。後經流行病學方法調查，發現致病原因是將原藥方中無毒的「粉防己」誤代換成了「廣防己」，而廣防己中所含的「馬兜鈴酸」正是促成腎衰竭的禍首——這類型病例管它叫作「中草藥腎病變」或「馬兜鈴酸腎病變」。

馬兜鈴酸是容易損害腎臟的成分

「馬兜鈴酸」是馬兜鈴科植物含有的一種成分，於傳統中藥學的描述是治療「熱溼」引起的疾病，包括：風溼、水腫、肝火上升、止咳、袪痰，廣泛適用於各種呼吸系統疾病。

馬兜鈴科馬兜鈴屬包括：關木通、廣防已、青木香（假大薯）、春木香、天仙藤、朱砂蓮、尋骨風、青香藤、南木香、通城虎、淮通、管南香、鼻血雷、白金古欖等中藥材，都含有「馬兜鈴酸」之成分；另外，馬兜鈴科細辛屬植物，例如：細辛、黃細辛、花臉細辛、苕葉細辛、杜衡、金耳環等，也都含有馬兜鈴酸。經常混用含有「馬兜鈴酸」中藥材之複方，包括：八珍散、當歸四逆湯、導赤散、甘露消毒丹、龍膽瀉肝湯、排石湯、小薊飲子、辛夷散、養陰消炎湯等，也要多加小心。

目前研究已經證實馬兜鈴酸具有腎毒性，會附著在腎臟細胞的DNA上，引起基因突變，進而罹患「泌尿道上皮細胞癌（泌尿道上皮癌）」。美國食品暨藥物管理局（FDA）及台灣衛生福利部，分別於二〇〇〇年及二〇〇三年公告全面禁止使用這些藥材。

中國學者分析「馬兜鈴酸腎病變」的病例，發現了三種病理型態：

①**急性馬兜鈴酸腎病變**：特徵是腎小管壞死，併發急性腎衰竭。

②**腎小管機能性馬兜鈴酸腎病變**：特徵包括腎小管萎縮退化、腎小管性酸中毒，以及范可尼氏症候群（腎小管功能失常綜合症）。

③**慢性馬兜鈴酸腎病變**：特徵是間質性纖維化，合併單核球浸潤[13]、慢性進行性腎衰竭。

「馬兜鈴酸腎病變」早期症狀——嚴重貧血、輕微尿蛋白

若是透過超音波檢查，會發現人體兩邊的腎臟大小不一，嚴重者會進展為腎衰竭，必須進行透析治療。目前，許多研究也證實馬兜鈴酸會導致泌尿道上皮細胞癌，其特點有：

①多發生於「上泌尿道」。

②潛伏期極短，經動物實驗顯示最快三個月就可能發現惡性腫瘤。

③可能在腎衰竭以前就罹患癌症。腎友多合併有泌尿道上皮細胞癌。

「馬兜鈴酸腎病變」目前還尚無確切的治療方法。比利時的醫師就曾用類固醇來治療慢性馬兜鈴酸腎病，對照組（治療前）和治療組（治療一年後）兩者相比較，治療組顯然獲得了改善，故證實：類固醇用於延緩慢性馬兜鈴酸腎病的進展是有效的。

⓭ **浸潤**（infiltration）：組織內侵入了異常的細胞，或在正常情況下不應出現的機體細胞，及某些病變組織向周圍擴展的現象。組織內原有的物質沉積或變性也稱為「浸潤」。

但是，「類固醇治療」的適用標準及具體的用藥方案目前還尚無定論。其治療機轉也還不明朗，可能和抑制細胞激素作用及抗纖維化作用有密切的關聯性。除了類固醇之外，其他像是「免疫製劑使用」的治療方式也有待發掘。

國內目前有研究發現，傳統中藥材從業人員死於「腎臟癌」和「尿毒症」的比例，明顯高於一般大眾。我也注意到了類似的現象，我推測可能是在處理藥材的過程中，長期暴露於含有馬兜鈴酸藥材的環境中，或是他們比一般人更常服用中藥。

此外，除了馬兜鈴酸，影響肝腎功能和具備致癌性的汙染物，還包括：紅麴的二級代謝產物、發霉食物上的黴菌毒素，以及玉米、穀類、中草藥、咖啡豆等，若是受到了青黴菌（penicillium）和黃麴黴菌感染，就會產生出「赭麴毒素」，而此種毒素本身亦危害肝、腎；農藥及其佐劑——乙二醇單甲醚、對苯二酚、甲苯、二乙二醇類，也會損傷肝臟；鎘、鉛等重金屬，則會影響腎臟。生活中還請務必小心這些致病因子。

在門診中，有不少腎衰竭患者是因為濫用來路不明或不當的中草藥而致病。亞洲人其實是最不願聽到「中草藥腎病變」的事實，而這所謂的中草藥也包括那些中草藥的健康食品，或是用來改變體質、增加免疫的中草藥。

以中草藥治病在中國已有數千年的歷史。但歷代醫藥古籍中，多半只記載藥材之療效，卻少有載明其藥性的副作用，所以導致民間普遍有「中草藥無副作用」的錯誤觀念。其實，不當使用中草藥是可能引起猛爆性肝炎、急性腎衰竭，甚至是致命，這些案例可散見於國內外各醫學中心之醫學報告。

以學理上來說，即使是自然界的動植物，一旦超過某個安全劑量，都必定有其毒性。如果病友現階段有固定或長期服用的中藥，最好能清楚所用處方，詳實告知醫師，以便提供專科醫師作為判斷腎功能之變化的參考。至於坊間偏方最好不要任意嘗試，別以為「中草藥沒有副作用」，到時吃出了問題，那可是賠了夫人又折兵啊！

相對於中草藥，衛福部對於「科學中藥（濃縮中藥粉）」訂有嚴格的法規與要求，品質上較無疑慮。科學中藥會經「基原鑑定」，由專業

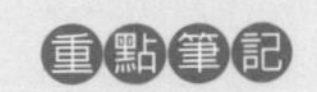

過量的藥物即是毒藥，就算是取自大自然的動植物，一旦超過某個安全劑量，都必定有其毒性。中藥材也會產生副作用，避免非經合格醫師指示就逕行服用或過量食用。衛福部對於「科學中藥（濃縮中藥粉）」訂有嚴格的法規與要求，品質上較無疑慮。

人員進行組織切片、使用顯微鏡檢器，來鑑別藥材的來源。科學中藥的製程會依中醫教科書訂定明確的使用規範與禁忌，有合理的劑量規定，且會經過儀器分析確保符合重金屬及農藥殘留之限制標準。**然而，科學中藥的開立與診療都必須是「持有中醫師執照」的醫師才能進行**。建議不要服用來源不明的粉末、藥丸，或是僅憑網路上的訊息就到藥房購買相同的中藥。

Q25 服用藥物如何避免傷腎？三聚氰胺會傷腎嗎？

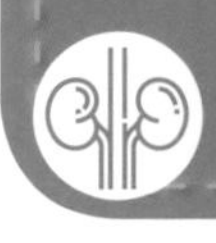

藥物傷害腎臟的作用機轉

(1)**藥物阻塞性腎病**：藥物通過腎小管時造成結晶，誘發腎結石，或是促使血液凝塊生成而損害腎臟。例如：「乙醯唑胺」會誘發腎結石；「胺基己酸」和「胺苯甲酸」會形成血塊阻塞集尿管。

(2)**藥物對腎臟的直接損傷**：長期大量使用藥物，可能直接損害腎小管和間質細胞，嚴重者會導致急性腎功能衰竭。大多藥物在代謝過程中藉由血液到達腎臟，再由腎臟排出體外。隨著藥物在原尿中濃縮（去除水分），在髓質細胞間液（組織液）和腎小管內的藥物濃度便會逐漸升高。

噻嗪類利尿劑，會降低腎絲球過濾率或因排出不全而導致氮血症；胺基糖苷類、頭孢菌素類、多黏菌素類的藥物，可能會造成近曲小管壞死；兩性黴素B、二甲氧氟烷，則可能導致遠曲小管壞死；多西環素、地美環素、甲氧氟烷、鋰劑，能致使集尿小管發生功能障礙；過期變質的四環素、水楊酸鹽、硫嘌呤，可讓成人的腎近曲小管誘發多功能障礙；非那西丁、阿斯匹靈、對乙醯胺基酚，則可能引發間質性腎炎。

(3)**免疫性腎損傷**：使用某些藥物會誘發體內的自體免疫反應，分子大小適合的「抗原抗體複合物」便會沉積在腎絲球的基底膜、小動脈壁、動脈及微血管內，而成了腎絲球腎炎。例如：使用金製劑、青黴胺、汞劑，可能造成腎病症狀群；使用「普魯卡因醯胺（procainamide）」有可能導致紅斑性狼瘡腎炎；使用布洛芬、青黴素、頭孢黴素等，可能引發急性間質性腎炎；使用青黴素類藥物，甚至還可能導致全身性血管炎，從而損害腎臟。

(4)**出血性膀胱炎**：臨床醫學證明，使用環磷醯胺（cyclophosphamide）、異環磷醯胺藥物，會導致急性出血性膀胱炎。

可能損害腎臟的常用藥物

(1)**抗生素類藥品**：許多抗生素類藥物，在長期或大劑量使用下都易引起腎臟的損害，可能會造成腎小管阻塞、腎絲球腎炎、蛋白尿、間質性腎炎、急性腎衰竭等。

(2)**止痛藥**：長期使用解熱鎮痛抗炎藥物，可能導致腎臟慢性中毒。例如：阿斯匹靈、對乙醯胺基酚，若大劑量使用，可能使腎小管壞死。美國腎臟基金會（NKF）估計，美國每年慢性腎臟病的新增病例中，約有3%至5%的人因為濫用止痛藥，最後導致腎衰竭。

(3)**抗腫瘤類藥物**：氨甲喋呤（methotrexate）可能讓尿液pH值下降而形成結晶尿、血尿，甚至是無尿症狀（一日尿量少於100毫升），最終成了尿毒症；以及使用環磷醯胺可能會導致出血性膀胱炎等。

(4)**過度使用利尿劑**：高血壓病人，尤其是原有腎功能不全者，長期使用利尿劑可能降低腎絲球過濾率，導致少尿或無尿，但一般停藥後就可逐漸恢復。而當對腎臟有損害的藥物與利尿劑一起使用時，會讓毒性增強。

(5)**來路不明的中草藥**：包裝標示不明的中藥，可能含有馬兜鈴酸，或鉛、汞等重金屬，皆具有腎毒性，可能會致使中草藥腎病變。

(6)**顯影劑**：衛福部公布，嚴重腎臟疾病患者若使用成分含「釓（gadolinium）」的顯影劑做磁振造影（MRI）檢查，有可能導致罹患系統性腎臟纖維化病變。嚴重腎臟疾病者、慢性肝病患者、有過敏病史者，要做磁振造影前，必須特別注意，謹慎評估顯影劑的使用。

避免藥物傷腎的注意事項

(1)注意藥品標示，了解所使用藥物是否具腎毒性。

(2)避免同時併用具腎毒性的藥物，並依腎臟狀況來調整藥量。

(3)美國腎臟基金會建議，如果感冒超過3天、身體某部位疼痛或頭痛超過10天，就應該就醫，而非自行吃感冒藥或止痛藥。減少使用複方止痛藥。

(4)若服用止痛藥或可能傷腎之藥品，記得當天要再多喝6杯至8杯的水，以利排尿，減少藥物及其代謝產物停留在人體的時間。

(5)限制可能傷腎之藥物的使用劑量及時間。
(6)評估顯影劑或藥物治療是否必要，多向醫師諮詢。
(7)避免服用來路不明、標示不清的藥物或中草藥。
(8)慢性病患者或長期服用中草藥的人，應定期檢查腎功能，且詳實告知醫師自身的用藥情況。

三聚氰胺會造成腎臟結石

曾引發關注的三聚氰胺，也會引起腎臟問題。三聚氰胺（melamine，化學式：$C_3H_6N_6$），俗稱密胺、蛋白精，是一種含氮有機化合物，呈白色晶體，幾乎無味，微溶於水，常被用作化工原料。

三聚氰胺是製造「美耐皿（合成樹脂）」的原料。常用於製造器皿、建材、塗料、絕緣材料等，在塑料餐具上的應用則最為常見。美耐皿材質堅硬不易變形，質地似陶瓷但又不易破碎，但受熱後卻可能散發毒性，所以很多地區已禁止使用含有三聚氰胺的塑料來盛裝食物。

食品工業中常常需要測定蛋白質的含量，可作為品質與分級的參考。一般「凱氏定氮法」是以氮原子的含量來間接推算蛋白質的含量。由於三聚氰胺的含氮比例相當高，所以一些不肖業者便將三聚氰胺添加至食物中，製造「蛋白質含量高」的假象。

目前研究認為三聚氰胺本身僅為低毒性，但是由於加工過程中的某些原因，使得「三聚氰胺」中常常混有「三聚氰酸」，兩者結合形成不溶於水的結構。吃進人體經腸胃道吸收後，在腎臟中兩者會再次結合並沉積，形成腎結石，阻塞腎小管，嚴重者將導致腎衰竭。

三聚氰胺結石微溶於水，所以成年人只要經常喝水就不容易讓結石形成。但如果是以牛奶或母乳為主食、喝水少的哺乳期嬰兒，因為腎臟較成年人狹小，更易形成結石，這在臨床醫學上有許多病例。

依動物研究報告換算為人體的劑量，體重60公斤的成人，食入37.8毫克以上的三聚氰胺就會造成健康上的風險；若是吃進180公克的三聚氰胺，每兩人中就有一人死亡。換算起來一般成年人並不容易吃進危險甚至是致命的三聚氰胺劑量，少量在短期內對身體並無明顯危害，更因為實在難以在短期內驗得 2 ppm（百萬分之一）以下的三聚氰胺劑量。起初

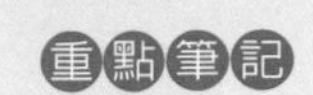

體重 60 公斤的成人，食入 37.8 毫克以上的三聚氰胺就會造成健康上的風險，若是吃進了 180 公克的三聚氰胺，就有 50% 的風險會導致死亡。

台灣是以 2.5 ppm 作為食品殘留三聚氰胺的檢驗標準，後因大眾擔心之故，目前並不允許乳製品類檢驗出三聚氰胺。

如果疑似吃到含三聚氰胺的食品，建議可至腎臟科或泌尿科掛號，確認腎臟有無遭受三聚氰胺的破壞。一般是透過尿液及腎臟超音波檢查，查看是否有結石產生。雖然未有解毒劑，但可經由腎臟代謝掉，所以與其無謂驚慌，不如多喝水，去加速代謝可能攝入體內的三聚氰胺，減低腎結石及腎衰竭的風險。

「三聚氰胺」多暗藏於加工食品，建議消費者盡量吃天然的食物，少吃加工食品，應可以降低三聚氰胺的威脅。若有任何懷疑的食品，可直接送交衛生單位檢驗，即可知道是否有安全上的顧慮。

Q26 吃類固醇會不會影響腎臟？

多數人存有「服用類固醇會損害腎臟」的觀念，這是常見的謬誤。類固醇（steroid）是一種多環脂類，因其化學結構與性質類似膽固醇，故稱「類固醇」。其種類很多，能由動、植物中提取，亦可人工合成。在人體內與類固醇結構相近的物質為「類固醇激素（steroid hormone）」，像是：雌激素、雄激素、皮質類固醇（corticosteroid）等。類固醇製劑的種類分為：口服錠劑、皮膚外用劑、吸入型、點眼液，或靜脈、肌腱、關節注射型。

類固醇其實是很好的藥物，最早是運用在風溼性關節炎（rheumatoid arthritis），後來被廣泛使用於治療許多疑難雜症，包括：癌症、腦水腫、慢性肺病變、風溼病、氣喘症、早產兒肺部不成熟、皮膚病、休克、敗血症、腦膜炎等等。

有些因免疫反應而引起的慢性腎絲球腎炎或接受腎移植的病友，就需要類固醇來控制病情，可以確實減輕許多症狀，讓不舒服得到緩解。

類固醇的副作用

類固醇因為其優異的療效及廣泛的適應症，所以人們以前稱類固醇為「美國仙丹」。雖然如此，使用類固醇還是有些事項必須特別注意。

(1)**身體外觀方面**：最常見到的副作用——因食慾轉好致使體重增加，臉變得較圓潤（俗稱月亮臉）；頸背部突起（俗稱水牛背）；四肢變得較細瘦，身軀變胖（尤其是腹部），主要是因為脂肪往腹部堆積所導致。

(2)**皮膚方面**：皮膚因為表皮細胞萎縮而變得較薄，而感覺臉色看起來比較紅潤。胸部、腹部、大腿有時候會出現紫色條紋，和妊娠紋相似。

此外，傷口癒合能力較差，青春痘也會很明顯。

(3)骨骼方面：容易造成骨質流失而進一步產生骨質疏鬆現象，這時候若不慎跌倒就容易骨折，所以應增加鈣質的攝取。有些人在長期服用類固醇後，大腿骨頂端的股骨頭比較容易發生「缺血性壞死」現象，必要時必須開刀置換人工關節。

(4)肌肉方面：類固醇使用劑量太高或時間過久，有些人會在臀部或是肩膀產生肌肉無力的現象。嚴重時甚至會發生肌肉的病變，停藥以後會慢慢恢復。

(5)高血壓：部分病友在服用後，因為「鈉鹽」滯留在體內，而讓血壓升高。因此定期量血壓可以早點發現這種情形。

(6)糖尿病：服用類固醇有時會讓血糖控制不易。如果病友有明顯的三多症狀：多吃、多喝、多尿，就要小心糖尿病發生的可能。定期檢驗血糖也可以早期發現。

(7)精神狀態：有些人服藥後會產生情緒愉悅及亢奮的感覺，這樣的狀況還算是好。少數患者變得憂鬱、沮喪、失眠、躁動不安，嚴重者甚

重點筆記

類固醇會壓抑身體的免疫系統，讓身體對於病菌的抵抗力降低，易引起感染，感染後的恢復期也會拖得比較長。所以服用類固醇期間，要特別注意身體的保養，維持良好的生活習慣以避免生病。

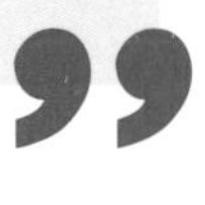

至會產生妄想，此時必須減量或停藥，找精神科醫師檢查和治療。

(8)免疫抑制：類固醇會壓抑身體的免疫系統，讓身體對於病菌的抵抗力降低，易引起感染，感染後的恢復期也會拖得比較長。

(9)眼睛方面：少數病人會有白內障或青光眼的現象，有此疑慮時可找眼科醫師追蹤檢查。

(10)消化道潰瘍：有些人服用類固醇時導致胃酸分泌過多，及胃黏膜受損，進而造成消化道潰瘍，可以加服胃藥以改善胃部不適的症狀。

類固醇長期使用者的停藥須知

部分長期使用類固醇的人，因為身體產生「腎上腺皮質荷爾蒙」的機能被長久抑制而降低分泌，本身荷爾蒙的產量極為不足，這時候最忌突然停藥，會引起許多不舒服的症狀，像是全身倦怠、不明熱等，嚴重時甚至會有意識不清的現象。所以若病情已有改善，或因為其他問題需要減量或停藥時，醫師們都會很小心地慢慢減量，讓身體能夠逐漸適應，才不致產生不適應的情形。

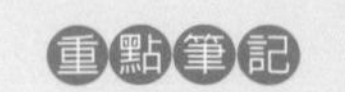

適量而適當地使用類固醇，可以有效控制腎臟疾病。需要停藥時，必須慢慢減量讓身體適應，以免有不良的副作用發生。

以上敘述，都是使用類固醇治療時比較容易發生的副作用。但可以不用過度緊張，因為這些情形通常是高劑量且長期使用下，才比較容易發生。類固醇本身是一種療效非常好的藥物，只要耐心跟醫師合作，小心調整劑量並注意副作用的輕重程度，一般都不至於嚴重影響健康。只有極少數病人會因體質不同而有極為明顯的副作用，不得不停藥改服其他免疫抑制藥物。

許多腎病症候群中的慢性腎絲球腎炎患者，使用適量的類固醇是可以免於終生洗腎的命運，或像是「深層靜脈栓塞」這類致命併發症的發生。適量地使用類固醇，不但不會傷及腎臟，還會對腎臟病情的控制有極大的幫助。

腎臟病友在日常照護上需要注意什麼？

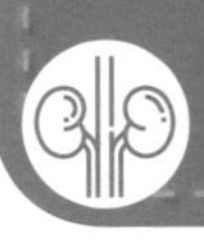

慢性腎臟病患須注意的日常照護

(1)持續至腎臟科門診治療與追蹤。

(2)經常量測血壓，控制在 130 / 80 mmHg 的理想範圍內。平時維持良好的生活習慣及穩定的藥物控制。

(3)自我監測、控制血糖在安全範圍內，可以由日常生活的運動、飲食、藥物控制來著手。

(4)採取低蛋白質飲食，同時盡量低鹽、低脂、低糖（若病友合併有糖尿病）。

(5)抽菸會造成血管收縮，影響進入腎臟的血流量，所以腎臟有問題

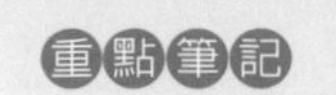

「三少、三多、四不、一沒有」口訣
三少：少鹽、少油、少糖。
三多：多纖、多蔬、多喝水。
四不：不抽菸、不憋尿、不信偏方、不熬夜。
一沒有：沒有鮪魚肚。

者必須戒菸。

(6) 預防其他的感染，像是泌尿道、呼吸道的感染。
(7) 家人要給予支持，讓患者維持積極的人生觀。
(8) 避免服用來路不明的藥物，也不要胡亂服用草藥、聽信偏方。

患者的自我保養——延緩腎功能惡化

(1) **控制損害腎臟的因素：**如使用類固醇或免疫抑制劑來治療腎炎。
(2) **保護血管：**控制血糖、血脂、血壓，並戒菸。
(3) **增加腎組織灌流：**改善貧血、規律運動。
(4) **減輕腎臟負擔：**低蛋白質、低鹽飲食，減重亦可減緩腎病惡化。

台灣腎臟醫學會（TSN）建議病友保養之口訣——三少、三多、四不、一沒有。在日常飲食中少鹽、少油、少糖；多纖、多蔬、多喝水；不抽菸、不憋尿、不信偏方、不熬夜，及沒有鮪魚肚。如此持之以恆，必達保腎之功效。

Q28 血壓正常就不用再吃降血壓藥？為何慢性腎友服藥後的血清肌酸酐指數還是逐漸上升？

血壓值要控制在正常範圍內，理想血壓應維持在 130 / 80 mmHg，才能保護腎臟的健康，因為過於高低起伏的血壓會加速腎臟血管的破壞。有高血壓的患者必須長期使用降血壓藥，才能讓血壓獲得良好的控制，如果不服用藥物，可能會致使血壓再上升。

很多患者以為血壓只要降下來了就可以停藥，**但是高血壓屬於慢性病，須長期服藥，除非和醫師針對病情討論過，經醫師許可後才能調整，**

否則不應擅自減量或停藥。

初期的腎臟病是可以治療的，但是當到了「中重度慢性腎臟病」的程度時，藥物治療其實只能夠延緩腎臟受損的速度而已。隨著時間累積，腎臟還是會逐漸受損，所以血清肌酸酐指數還是會漸漸上升。醫師在門診中就常告訴病友，積極治療慢性腎臟病的目的，在於延緩腎臟受損的速度、推遲開始洗腎的時間點。

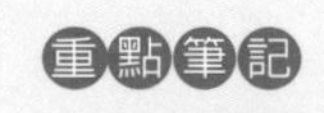

忽上忽下的血壓值會影響腎臟健康。高血壓是慢性病，必須長期服藥，就算血壓值降下來了，也不能自行停藥，必須先徵求醫師的同意和建議。

初期的腎臟病是可以治療的，但是當到了中重度慢性腎臟病的程度時，藥物治療其實只能延緩腎臟受損的速度和推遲開始洗腎的時間點而已，無法完全治癒。

Q29 何謂「腎性貧血」？

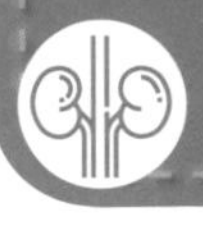

「腎性貧血」是慢性腎臟病患者最常見的併發症之一，隨著腎功能的惡化，貧血機率會越來越高，貧血程度也會越趨嚴重。台灣的流行病學研究顯示，近60％的慢性腎臟病第四期患者，和超過90％的第五期患者，皆符合貧血之診斷。貧血症狀，是因為血液中紅血球（RBC）和血紅素（Hb）的數量低於正常值，而無法將氧氣運送到組織細胞的狀態，通常是以血紅素的含量當診斷貧血之標準。如果每100毫升血液中，男性血紅素小於13公克、女性小於12公克，就稱之為「貧血」。

慢性腎臟病患者易患腎性貧血

重點筆記

每100毫升血液中，男性血紅素小於13公克，而女性血紅素小於12公克，就稱之為「貧血」。

大部分的「紅血球生成素」是由腎臟製造。腎臟病、尿毒症病人因為腎臟製造紅血球生成素的細胞受損，所以產生貧血。早期尿毒症病人貧血，必須經由輸血治療，現在科技已經可以做到人工合成紅血球生成素了。

腎性貧血的原因，包含：缺鐵、慢性失血、急性或慢性發炎、紅血球壽命縮短、鋁中毒（aluminium toxicity）、甲狀腺機能低下症（hypothyroidism）等，或是血紅素病變（hemoglobinopathy），例如：營養不良、地中海型貧血（thalassemia）。

貧血臨床診斷，除了血紅素（Hb）、血球容積（Hct）之外，還會參考網狀紅血球（reticulocyte）、血清儲鐵蛋白（ferritin）、總鐵結合容量（TIBC）、糞便隱血試驗（FOBT），與紅血球常規指標（如：平均血球容積（MCV）、平均紅血球血紅素量（MCH）、平均紅血球血紅素濃度（MCHC）、紅血球體積分布寬度（RDW））等等的數值，以上這些都是重要的貧血指標。

血液透析患者改善貧血的方法

▼改善貧血五大要素

①足量透析；②補充營養；③避免發炎；④使用鐵劑；⑤使用紅血球生成素。

▼營養補給

①**多攝取高鐵食物**：如紅肉（牛肉）、鮭魚、牛奶、豬肝、豬血、鴨血、豆類、芝麻、蘆筍、紫菜、葡萄乾、桂圓等，均能改善貧血。

②**攝取維生素C含量高的食物**：可促進鐵質的吸收，像是深綠色、黃紅色蔬果（柑橘類、檸檬等）。

血球容積（Hct）長期低於30％（或血紅素低於10 g/dl）之患者，就應該皮下注射紅血球生成素，治療的目標是為維持血球容積在30至33％之間（或維持血紅素於10～11 g/dl）。不建議讓血球容積超過39％（或血紅素超過13 g/dl）。

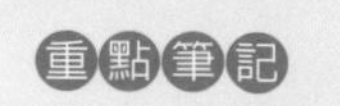

貧血的症狀，包括：食慾不振、睡眠品質不佳、怕冷、疲憊、頭暈、無力等。

鐵劑補充同是治療腎性貧血重要的一環，約有50％的患者在施以紅血球生成素治療後產生缺鐵現象，故予以口服或自靜脈注射鐵劑是必要的。根據台灣腎臟醫學會之指引建議：補充鐵劑的目的是為了維持「血清儲鐵蛋白（**ferritin**）」的濃度介於300～500 ng/ml之間，最多不宜超過**800 ng/ml**。此外，鐵劑治療的另一個目的，是要維持「運鐵蛋白飽和度」在20至50％（正常值範圍）之間。一般是建議3個月檢查一次血液中的「血清儲鐵蛋白」及「運鐵蛋白飽和度」，通常醫師也都會根據抽血檢驗報告來決定是否進行鐵劑治療及斟酌劑量的多寡。

改善貧血症狀不外乎是為了能夠提升生活品質，解決貧血帶來的種種問題，像是食慾不振、睡眠品質不佳、怕冷、疲憊、頭暈、無力等困擾。改善貧血的好處，包括：對於心血管功能，可增加心臟的血液輸出量、減退左心室肥厚的問題、增強心臟功能、降低心血管罹病率和死亡率；在凝血功能上，當血球容積上升後，血液中的凝血因子增加了，血小板的功能也一併得到改善，故出血量減少，甚至有些病人的凝血能力因此而改善了。

預防貧血的飲食方法

(1) **蛋白質適當補充**：蛋白質是合成血紅素的元素之一，所以每天應攝取足夠的高生理價值之蛋白質，例如：豆、魚、蛋、肉類、奶類（國民健康署建議攝取的優先順序為「①豆、②魚、③蛋、④肉類」）。

(2) **鐵質攝入不可減少**：多吃富含鐵質的食物，像是紅肉（豬肉、牛肉）、水果（葡萄、櫻桃）及深綠色蔬菜。

(3) **維生素C適時攝取**：飯後宜吃含維生素C的柑橘類水果，能促進鐵質吸收。

(4) **葉酸適量攝取**：葉酸是參與血紅素合成的重要原料。平常可以多吃葉酸含量豐富的食物，例如：深綠色蔬菜、蘆筍、花椰菜、菇類、柑橘、香蕉、哈密瓜等，適量補充可預防「巨球性貧血（缺乏葉酸和維生素B_{12}）」。

(5)少喝咖啡和茶類：茶和咖啡中的「單寧酸（tannic acid）」會與「鐵質」結合，不利於鐵質吸收，所以進餐時不要同時飲用茶類或咖啡。

Q30 何謂「自由基」？對人體有何傷害？

近年來，越來越多疾病和自由基（free radical）扯上關係，似乎人人都對這名詞很熟悉，但「自由基」到底是什麼？定義上，自由基是能獨立存在並具有一個或一個以上不成對電子的離子、原子或分子。自由基會攻擊其他較弱的分子，搶奪或者分享它們的電子，這種特質稱之為自由基的「活躍性」；而這個讓自己的電子配對，造成對方失去電子的過程，是一種「氧化作用」，也就是說，自由基可以促成「促氧化效應」（pro-oxidant effect）。氧化作用隨處可見，譬如：蘋果切開顏色變黃即是氧化作用，金屬生鏽、油漆褪色也是氧化作用。

很多因素都會促進自由基產生，不論在人體內外都會產生自由基。

人體在利用氧氣產生能量的過程中，經由細胞內的「粒線體」進行氧化作用，進而轉化成「含氧」的自由基，據估計每天每個細胞會產生大約一兆個自由基。此外，紫外線、放射線、電磁波、致癌物質、藥物等外來物質，也會導致自由基產生，而人的情緒緊繃造成交感神經興奮亦會產生自由基。

人體有內建自動清除自由基的系統

幸好人體內有防禦系統可清除自由基，它包含了兩部分：其一是「抗氧化酵素系統」，之中最重要的是「超氧化物歧化酶」（簡稱SOD，是一種能清除「超氧陰離子」的酵素）；其二為「抗氧化物質」，包括了維生素E、維生素C、類胡蘿蔔素等，這些抗氧化物大多都來自於日常飲食的蔬菜和水果當中。

適當的自由基產生對人體其實有保護作用（預防感染），通常只有在「促氧化酵素」超過「抗氧化酵素」時，過多的自由基才開始對人體產生危害，這也就是所謂的「氧化壓力（oxidative stress）」——係有機體之活性氧成分與抗氧化酵素系統之間平衡失調所引起的一系列適應性反應，尤其指自由基過剩的情況下，抗氧化物質被過度耗損的失衡狀態。

對生物體而言，過多的氧化壓力容易攻擊細胞膜中的脂肪酸，導致細胞膜的瓦解。過多的氧化壓力也會攻擊細胞質內的蛋白質，使其發生變性。而過多的氧化壓力也可以進入細胞核內，攻擊DNA並使其產生突變，從而誘發出癌症。最近學者們也發現，過多的氧化壓力還可能誘導老化基因的出現，加速老化的進行。

「氧化」是慢性病惡化的原因之一

氧化壓力也是造成很多疾病惡化的原因。以動脈硬化而言，眾所皆知「動脈硬化」與「血中脂質過高」有關，但事實上，血中脂質必須有自由基攻擊，才會形成過氧化脂質，而「過氧化脂質」進一步促成了動脈硬化。

糖尿病患者之所以容易有動脈硬化的併發症，是由於血中的SOD被醣化後致使自由基的清除能力降低；另一方面，醣化蛋白質也會促進過氧化脂質產生，造成動脈硬化。

心血管疾病，如：心肌梗塞或腦中風，在打通梗塞的血管時會造成「再灌流傷害（reperfusion injury）」，此時會產生很多自由基攻擊心臟組織及腦組織。癌症患者接受放射線治療時所引發的副作用，乃是因放射線促進了自由基的產生。

酗酒會引起肝炎、肝硬化或肝癌，這是因為酒精經肝臟代謝後會產生乙醛等自由基物質，它們會造成肝細胞的損害。

國外研究顯示，當腎病進展至慢性腎衰竭時，體內的自由基生成即有上升的趨勢，這個現象在接受血液或腹膜透析的尿毒症病人身上則更嚴重；根據我的老師——陽明大學生理學研究所唐德成教授之研究，發現了腎友血液中白血球的DNA損傷，而證實此一現象。原因可以分為下列幾點：

①腎衰竭本就會產生低分子量的過氧化物、羰基自由基。事實上有部分尿毒素本身就屬自由基物質或自由基代謝物。

②當血液經過透析膜時，血液中的白血球會被透析膜刺激，進而產生大量自由基，而生物相容性越差的透析膜越容易誘發白血球產生自由基。所以腎臟科醫師較傾向使用生物相容性較好的透析膜，避免過度刺激白血球而產生自由基。

③腹膜透析時，可能因腹膜透析液接觸到腹膜，而產生大量自由基，因此腎臟科醫師會在符合健保所核准之適應症下，開立生物相容性較好的腹膜透析液處方，避免刺激白血球產生較多的自由基。

④透析過程中，可能會將腎友體內部分的抗氧化物（如：白蛋白、維生素E、維生素C）洗掉，尤其當這現象發生在平時營養不良的病患身上又特別明顯。

⑤在治療腎性貧血的同時，必須給予適當的鐵劑補充，在我與唐德成教授的研究報告裡曾指出：靜脈鐵劑補充過量，病人反會受到氧化壓力的傷害。

改善飲食及透析品質可預防氧化

透析所誘發的氧化壓力現象，可以透過改善飲食及透析品質來加以預防。透析病友並不需要過度恐慌。

首先，慎選高品質的透析院所，好的透析院所的腎臟科醫師不但會對血液透析病友使用生物相容性較佳的透析膜，對腹膜透析病友則會開立生物相容性較好的腹膜透析液，而且會監視透析液是否遭「內毒素（endotoxin）」所汙染。

除此之外，透析病友必須在醫師或營養師指導下，攝取充分的營養。均衡的飲食對維持人體內部的抗氧化酵素系統相當重要。新鮮的黃綠色水果、蔬菜含有很豐富的抗氧化物質，應多加食用。

陽明大學唐德成教授的研究證實，在血液透析期間，以靜脈注射的方式補充維生素C，或採用塗有維生素E的透析膜，皆能有效控制氧化壓力的情形發生。而台灣師範大學生命科學系鄭劍廷教授的研究也發現，將透析器用的「逆滲透水」替換成「抗氧化水（還原電解水）」，結果發現病患的血管硬化指標降低了35%至69%。輔助性的抗氧化物——綠茶成分裡的「兒茶素」，對於清除自由基也很有幫助。但使用健康食品應慎選來源，並經過醫師同意。最後，建議保有規律的作息、學會放鬆心情、維持適當的運動，都是減少氧化壓力傷害的好方法。

重點筆記

適當的自由基產生對人體其實有保護作用，通常只有在「促氧化酵素」超過「抗氧化酵素」時，過多的自由基才會對人體產生危害。對透析病友而言，使用生物相容性較佳的血液透析膜或腹膜透析液，及多攝取黃綠色水果和蔬菜、規律的作息、放鬆心情、維持適當的運動、均衡的飲食，都是減少氧化壓力傷害的好方法。

Part 3

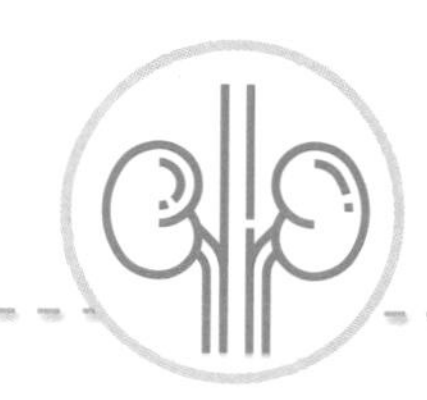

腎臟功能
替代療法與照護

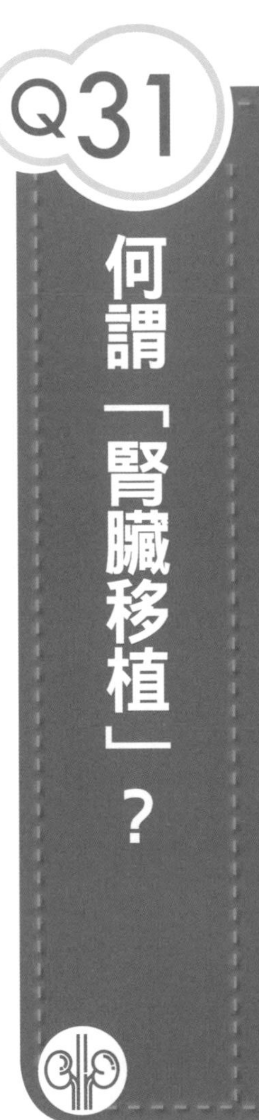

Q31 何謂「腎臟移植」？

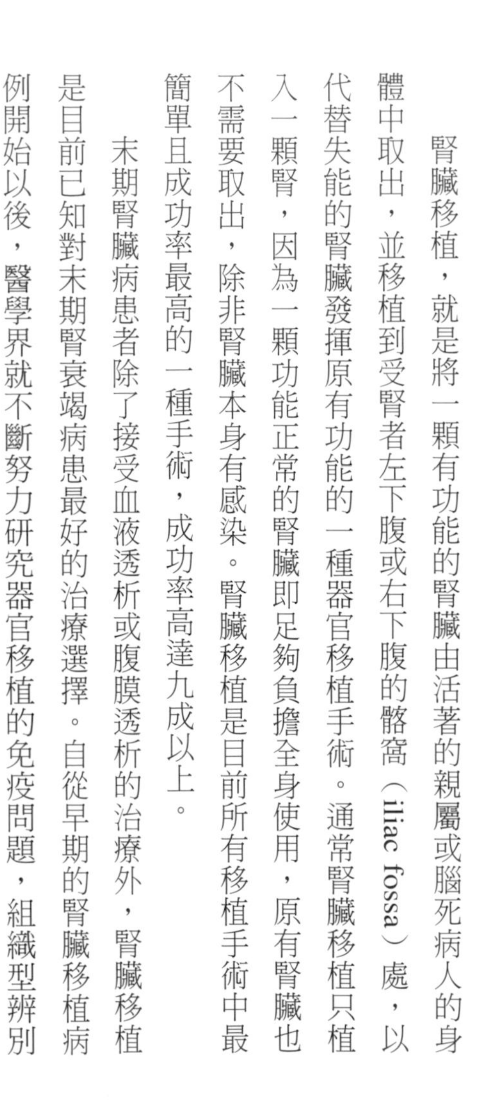

腎臟移植，就是將一顆有功能的腎臟由活著的親屬或腦死病人的身體中取出，並移植到受腎者左下腹或右下腹的骼窩（iliac fossa）處，以代替失能的腎臟發揮原有功能的一種器官移植手術。通常腎臟移植只植入一顆腎，因為一顆功能正常的腎臟即足夠負擔全身使用，原有腎臟也不需要取出，除非腎臟本身有感染。腎臟移植是目前所有移植手術中最簡單且成功率最高的一種手術，成功率高達九成以上。

末期腎臟病患者除了接受血液透析或腹膜透析的治療外，腎臟移植是目前已知對末期腎衰竭病患最好的治療選擇。自從早期的腎臟移植病例開始以後，醫學界就不斷努力研究器官移植的免疫問題，組織型辨別

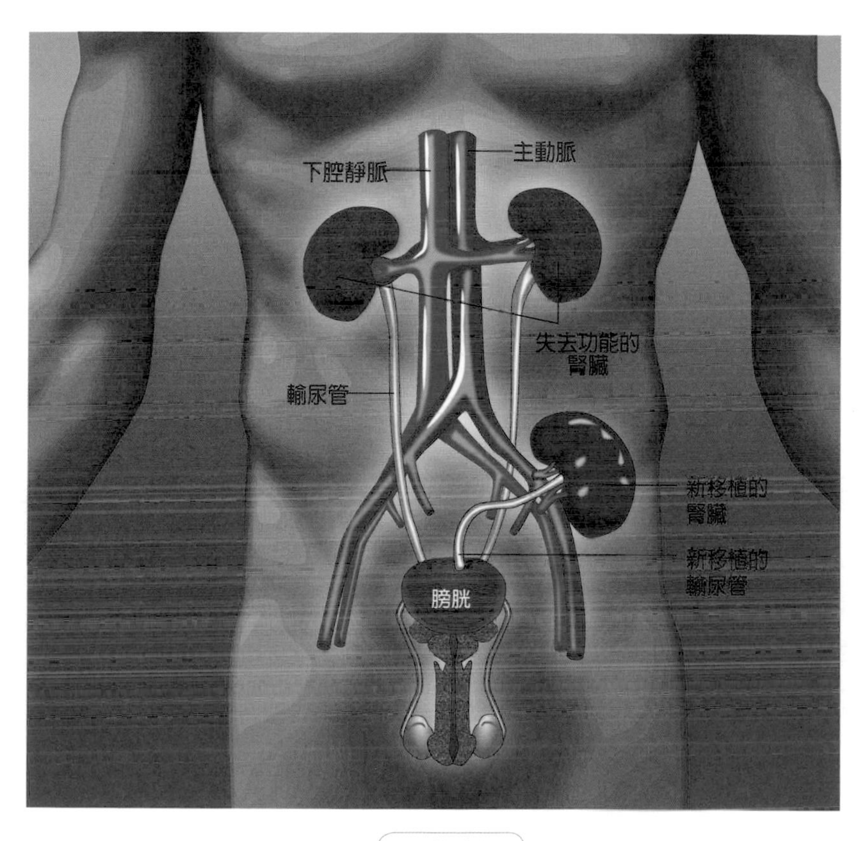

腎臟移植

的技術也日新月異。

自免疫抑制藥物和類固醇開始被當作抗排斥藥物用於移植手術之後，腎臟移植的成功率便開始上升了。台灣是亞太地區中最早施行器官移植的國家，早在一九六八年，就由台大醫學院李俊仁教授率領團隊施行亞洲第一例活體腎臟移植手術，由親屬移植給孩子；一九六九年又帶領團隊完成第一例屍體腎臟移植手術，開啟了台灣器官移植的新紀元。

腎臟移植的成功率高

根據中央健康保險署統計，自一九九九年至二〇〇二年間，全民健康保險給付臟器移植之個案中，腎臟移植為550件。移植前，對捐腎者和受腎者有完整的評估和準備，對於腎臟移植的存活率有非常大的幫助。

與美國器官分享聯合網絡（United Network for Organ Sharing, UNOS）於二〇〇一年至二〇〇四年所統計的結果比較，台灣活腎移植三個月內病人存活率為98％（美國99％）、一年內存活率96％（美國98％）、三年內存活率94％（美國94％），顯示已經和美國的活腎移植水準相當。

受腎者須終生服用免疫抑制劑

腎臟移植的優點：

①提高生活品質，對水分及飲食的限制不多。

②不用放置動靜脈瘻管、回院洗腎，只要定期返院追蹤檢查。

③因尿毒症所造成的貧血、高血壓、心臟衰竭、神經病變等症狀，皆能改善。

腎臟移植的缺點：

須終生服用免疫抑制劑，其副作用會降低對疾病的抵抗力，且排斥、感染都是腎臟移植後常見的併發症。排斥是身體對異物產生的一種自然反應，也是腎移植會失敗的主因。排斥反應在臨床徵狀上，包括：血尿、尿量減少、血壓升高、脈搏和體溫不正常、白血球增加、蛋白尿、移植處腫脹及有壓痛感、血中尿素氮與肌酸酐上升等情形，使用免疫抑制劑及類固醇便可以有效控制。

大部分病患在移植手術後可以過上正常的生活，但是病人必須長期不間斷地服用抗排斥藥物，並按時回診追蹤，情況穩定後才能回到工作崗位，可自由享受旅遊及性生活，做些適度運動，但要避免過度彎腰、提重物，也不可使用過緊的腰帶壓迫新移植的腎臟。接受腎移植的病人須終生服藥，藥物會有一些副作用，像是類固醇就會使體態變得較圓潤，應讓患者能充分了解藥效和副作用並且接受。

等待換腎的時間相當漫長

對於受腎者之評估，除了必須提供詳細的病史和可能引起腎臟病的原因之外，身體檢查還包括心臟血管疾病、腸胃道疾病、泌尿道疾病、影像診斷學的檢查，排除罹患潛在癌症的可能性；其他還包括：肺功能、感染病史、例行血液檢查、肝功能與代謝、肝炎篩檢、病毒篩檢、免疫學檢查等等；如果是婦女就還需要詳細評估婦科相關疾病的風險，這些都是必要的。

根據衛生福利部中央健康保險署署長李伯璋指出，台灣平均等待換腎的時間約30年或更久，這段時間裡病人的健康狀況可能會改變，所以定期再次評估等待名單上的病人是必須的。特別是罹患心血管疾病、糖尿病，或是年紀較大的患者。

等待受腎者的主要風險是在於年紀、糖尿病、動脈硬化性心臟病、慢性肺疾，及惡性腫瘤。另外，肥胖、消化道潰瘍、泌尿道感染、肝炎，和是否曾接受過腎臟移植等，也都是必須納入考量的因素。患者是否聽從醫囑也與腎臟移植的成敗有關。**嚴重的缺血性心臟病、惡性腫瘤、持續性感染、年紀超過65歲，都不適合腎臟移植。**

受腎者要面臨排斥反應的風險

腎臟移植病人終生都必須面對排斥之可能性，因此必須終生服用免疫抑制劑。移植後的前數個月最容易發生急性排斥，服用的藥物之劑量較重。未來則可以按照病人的狀況逐步降低。

排斥現象是每一個移植病人最常遇到的狀況，往往就是造成移植失敗的最主要原因。排斥的症狀沒有一定，因人而異。嚴重的排斥，會偶爾有發燒、少尿、移植處疼痛等不適，但大多數排斥發生時並沒有明顯症狀，或許血壓會上升。慢性排斥可能會伴隨嚴重的蛋白尿和水腫。排斥反應有下列幾種類型：

①超急性排斥（hyperacute rejection）

受腎者血液中如果含有對抗捐腎者的抗體，則在手術後的數分鐘到數小時內會快速產生抗原抗體反應，並引發血小板凝集，造成血管栓塞，使腎臟壞死。**一旦產生這種超急性排斥則無藥可治，只能切除腎臟。手術前如果做「交叉試驗」，大致上就可避免此類排斥發生。**

②加速型排斥（accelerated rejection）

通常發生在手術後2至4天內。其機轉為：受腎者體內有一些淋巴球曾被刺激而有「記憶性」，手術後這些敏感化的細胞會快速活化、增殖，藉由「細胞性」和「體液性」免疫反應破壞腎臟。加速型排斥的治療原則，與急性排斥（acute rejection）相同，但預後評估較差。

③急性排斥（acute rejection）

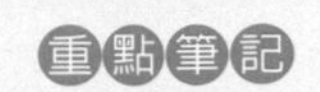

接受腎臟移植的病人終生都必須面對排斥之可能性，因此須終生服用免疫抑制劑和類固醇。所以病人要清楚免疫抑制劑和類固醇可能帶給身體的種種副作用。

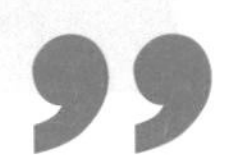

這是最常見的排斥反應，相較於上述兩種排斥，其預後狀況大致良好，屬細胞性免疫反應。80％以上都能憑藥物控制。主要的治療方式為「類固醇脈衝治療（steroid pulse therapy）」。若仍然無法控制則使用第二線藥物，例如：抗淋巴細胞球蛋白（anti-lymphocyte globulin）。

④慢性排斥（chronic rejection）

這是一種緩慢進行的細胞免疫作用。根據研究，造成慢性排斥的主因是多次而反覆的急性排斥，形成腎內血管狹窄、腎間質纖維化、腎絲球硬化、腎絲球基底膜變厚等慢性排斥之病理變化。慢性排斥並無特殊藥物可以治療。如同慢性腎臟病的治療策略，像是血壓控制、飲食控制、血脂肪控制等。**慢性排斥正是致使移植的腎失去功能的主要原因。**

受腎者的居家生活和注意事項

(1)少到公共場所，避免與上呼吸道感染者接觸。

(2)注意體溫、血壓變化，定時測量；如果有發燒感冒的跡象，請盡快就醫。

(3)維持良好的衛生習慣，每日淋浴，保持身體清潔。

(4)注意會陰部清潔，防尿道感染，勿憋尿。

(5)每日按時量體重做紀錄，一天增加2磅，或一週增加4磅，皆需注意（1磅＝0.4536公斤）。

(6)觀察尿量，如果每天少於600cc，則須注意有無頻尿、尿燒灼感、下腹痛等不適現象。

(7)注意有無眼瞼或下肢水腫的現象。

(8)規律生活，勿過度勞累，勿熬夜，保持心情愉快。

(9)了解使用藥物之名稱、劑量、給藥時間、用藥目的、副作用。

(10)按時服用免疫抑制劑、類固醇藥物。沒有得到醫師同意，請不要擅自停藥或增減劑量。

(11)理解免疫抑制劑、類固醇藥物會造成身體外觀與生理上的改變，如：月亮臉、長毛、粉刺、脫髮、胃口好等現象。

(12)勿隨意服用未經醫師指示的成藥。

(13)如果需要遠行，攜帶用藥紀錄卡、病情紀錄卡，以備急用。

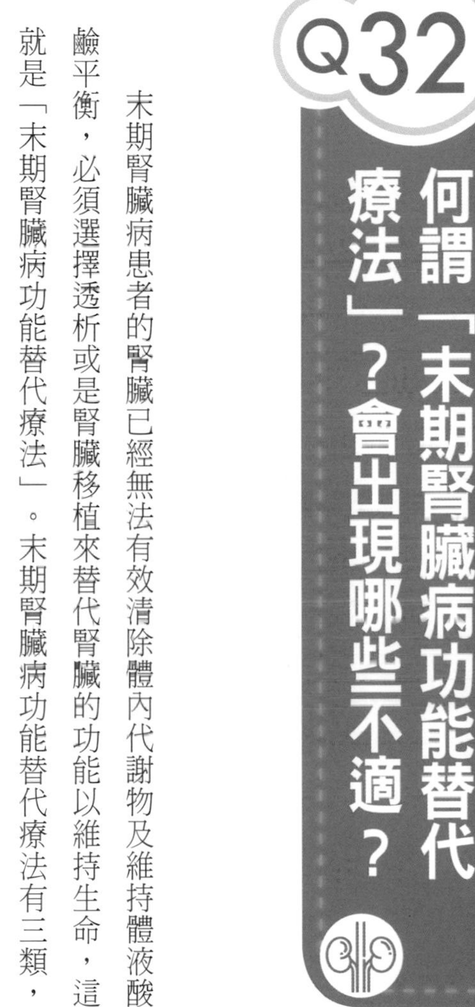

Q32 何謂「末期腎臟病功能替代療法」？會出現哪些不適？

末期腎臟病患者的腎臟已經無法有效清除體內代謝物及維持體液酸鹼平衡，必須選擇透析或是腎臟移植來替代腎臟的功能以維持生命，這就是「末期腎臟病功能替代療法」。末期腎臟病功能替代療法有三類，包括：腹膜透析、血液透析、腎臟移植。

腹膜透析

就是俗稱的「洗肚子」，患者在家也能執行。「腹膜」是腹腔內包覆於內臟器官的一層半透明薄膜，上頭分布著許多微血管。「腹膜透析」是利用「腹膜」來進行「超過濾（ultrafiltration, UF）」，也就是透過「過濾作用」排除體內多餘的水分及廢物。

首先要在腹腔植入一條永久性導管，藉由此導管將透析液（通常是具有「高滲透壓」特性的物質，如：葡萄糖）灌入腹腔滯留一段時間，原理正是利用血液及透析液的濃度差所產生的「擴散作用」，讓血液中濃度較高的尿毒分子可以穿透過腹膜，往濃度較低的透析液移動，接著把含有體內代謝廢物及水分的透析液，自腹腔內經由導管引流出體外，最後再經由導管注入新鮮的透析液，就完成了一次換液。

哪些患者適合「腹膜透析」？

①沒有動靜脈瘻管可供血液透析者。
②有心肌梗塞、心絞痛病史者。
③自主神經失調、血液透析時血壓不穩者。
④12歲以下的尿毒症病童。
⑤具強烈意願想執行腹膜透析者。

血液透析

所謂的「血液透析」是應用體外循環進行血液淨化，首先要進行「動靜脈瘻管手術」，一至三個月後才能開始進行血液透析治療。

治療時，在瘻管處插入兩支針管，血液由其中一支針管流向體外，進入人工腎臟，一併帶走身體中的毒素和水分，之後淨化過的血液再由另一支針管流回體內，形成所謂的血管通路。

血液透析患者每週至血液透析中心進行3次治療，每次4至6小時。因為血液透析無法像普通腎臟般連續性地清除血中的廢物，所以病人在飲食上也必須有所限制，尤其要嚴格限制鹽分、水分、鉀離子的攝取量。

哪些患者適合「血液透析」？

①病人本身對血液透析有高度意願，適合接受「動靜脈瘻管手術」，且瘻管功能良好者。

②曾經接受腹部手術，卻發生腹膜沾黏，因此不適合再接受腹膜透析者。

③沒有合適的輔助人員可協助，或病人無法獨立操作腹膜透析。
④高度依賴醫療院所，害怕自行更換腹膜透析液的患者。

腎臟移植

腎臟移植——將一枚有功能的腎臟，由活著的親屬或腦死病人的身體取出，並植入受腎者左下腹或右下腹的「骼窩」處，以代替失能的腎臟發揮原有功能的一種器官移植手術。腎臟移植俗稱「換腎」，藉由外科手術將健康的腎臟移植到腎衰竭患者的身體中，是可讓病人能最接近原有生活的治療方式。

醫師會從患者的腹部動刀，原來的腎臟也不會摘除，而是在患者體內植入另一枚健康的腎臟，來替代損壞的腎臟工作。腎臟移植可由五等親內捐贈，或接受來自腦死病患的腎臟捐贈。必須抽血做組織配對，確認相合才能進行移植手術。由於是異體移植，換腎以後還須長期服用抗排斥藥物。

在尚未接受腎臟移植前，患者仍須接受透析治療以維持正常的生理

▼「腹膜透析」與「血液透析」之比較

	腹膜透析（腹膜透析導管）	血液透析（動靜脈瘻管）
透析方法	經導管注入透析液，留置腹腔 4~6 小時以淨化血液，之後將腹腔內透析液引流出來，再注入一袋新鮮透析液，如此才算是完成一次換液。	在動靜脈瘻管上扎入兩根針管，一根針管將血液抽出體外進行血液淨化，另一根針管把淨化後的血液注回體內。
透析進行時間	每日執行 4、5 次換液，每次換液所需時間約 20～30 分鐘，24 小時持續進行透析。	每週執行 3 次治療，每次透析治療時間為 4 至 5 小時。
透析場所	住家、工作處或任何場所	醫院的血液透析室
治療執行者	病患自己或家屬	醫護人員
治療時間表	依自己的作息彈性調整	遵照醫院所安排的固定時間
水分與毒素的清除	較緩慢，血液生化檢驗數值變動平穩。	較快速，血液生化檢驗數值變動大。
飲食	較不限鉀、水分（嚴重高血壓和水腫除外）；適度限糖；鼓勵高蛋白質（1.3～1.5 gm/kg/day）——即是每日建議吃下「體重（kg）×1.3～1.5 gm」的蛋白質。 **※公克（gram）：gm**	嚴格限制鉀、鹽、水分；蛋白質適度攝取（1.0～1.2 gm/kg/day）；不限糖分（糖尿病除外）。
血壓控制	緩慢地持續脫水，血壓較易控制。	2天透析一次。透析前血壓常偏高；透析後血壓易偏低。
貧血程度	無血液流失機會，貧血程度輕。	有血液流失機會，貧血較嚴重。
治療時引起之不適	不須扎針，且因水分與毒素平穩地被移除，故無不適。	有扎針之痛苦，且因水分與毒素快速被移除，較易產生不適症狀（如：痙攣、頭痛、高／低血壓）。
可能併發症	腹膜炎	瘻管阻塞或感染

運作；儘管移植了腎臟，還是可能會出現排斥反應，且腎臟來源的不穩定性，很容易讓患者感到焦慮或是憂鬱。

什麼情況下腎臟移植的成功率較高？

①年紀輕且無罹患其他疾病者。
②與捐贈者的配對越吻合，失敗率越低。
③親屬之間的配對成功率較高。

常會有病患或家屬，問我哪一種方法比較好。我個人是認為如果有機會換腎，就長期的生活品質及未來推估的治療結果當然會較好，只是畢竟腎臟來源有限。為延長病患生命，一般我會請腎友在「腹膜透析」與「血液透析」擇一，若有機會再行換腎。至於如何選擇，是根據病患本身的需求而定。

▼透析治療時可能出現的不適症狀

常見的不適應症	
1. 引起腦細胞滲透壓不平衡	疲倦、全身無力、頭痛、頭暈、噁心、嘔吐、血壓上升或是下降、肌肉痙攣、意識模糊、煩躁不安等。
2. 血壓下降	透析後段出現愛睏、眼睛模糊、頭暈、便意、心悸、噁心嘔吐、冒冷汗、呼吸困難、胸痛等。
3 .血壓上升	血壓太高而引起頭痛、肩頸僵硬、噁心嘔吐、心悸、臉部潮紅等。
4. 腹部疼痛	因為透析治療導致身體脫水、低血壓，進而產生血液循環不良的問題；或引起腸道阻塞、胰臟炎、盲腸炎、便祕、腹瀉等。
5. 血管疼痛	可能因為穿刺針固定不良，而引起血管收縮、血管狹窄，或是血管發炎的現象。
6. 出血	血小板功能異常，可能導致痔瘡出血、鼻出血、消化道出血、月經出血等。肝素是人體中天然的抗凝血劑，因此透析前務必要告知醫護人員，以減少肝素的劑量。
7. 肌肉抽筋	透析後2～3小時，可能會感到腳部肌肉抽筋、僵硬、刺痛，甚或產生劇烈疼痛；這些症狀有的人則是反映在腹部或手指的肌肉上。
8.皮膚發癢	皮膚發癢的原因不明，或許是因為尿毒素積累，或是高鈣血症、高磷血症等所導致。目前僅能做到緩和皮膚發癢的症狀。

Q33 何時要開始進行末期腎臟病功能替代療法？

一般來說，當病患的腎絲球過濾率小於 15 ml/min/1.73m^2、血清肌酸酐大於 8～10 mg/dl、血中尿素氮大於 80～100 mg/dl 時，已經是所謂的「尿毒症」了，就必須要接受末期腎臟病功能替代療法。

不過醫師不會只依據一項尿毒指數來決定何時該開始洗腎，而要視每個人的狀況來決定。因為每個人的腎臟致病原因不一，所損失的排泄廢物類別也不一。有的人肌酸酐值還未達 8 mg/dl，腎臟的排酸能力就已經嚴重受損，導致碳酸氫根離子（HCO_3^-）的再吸收和氫離子（H^+）的排出皆受阻，致使血漿中的 HCO_3^- 減少、H^+ 增加，而形成「酸中毒」，這時候就必須開始洗腎了。

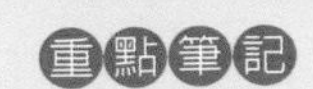

開始洗腎的時機可以依據檢查的數據來輔助判定，但還是會取決於每個人的狀況而有所差異，得由醫師加以判斷。

有些糖尿病患者在血清肌酸酐值僅 **6 mg/dl** 時，就已有嚴重的神經病變——雙腳麻木不堪，甚至是無法行走，這便是洗腎的起點；有些人則是代謝水分的能力損失得較嚴重，臨床上多合併有肺水腫，這時候若再不洗腎就會危及性命。

如果出現很嚴重的尿毒症狀，例如：皮膚搔癢、噁心、嘔吐、打嗝、呼吸困難、食慾不振、手腳顫抖、四肢水腫、心肺積水等，或經藥物治療無效者，同是面臨洗腎的適應症之一。此外，因為腎臟也主掌鉀離子的排泄，當發現血中鉀離子過高時，即使病患沒有不舒服的感覺，為防止心臟突發性麻痺，還是應該要開始洗腎。

如果還合併其他器官之病症，也可能要提前開始洗腎；若又罹患心臟衰竭，就可能要在血清肌酸酐值低至 **5～6 mg/dl** 的時候就開始洗腎，以便達到同時治療心臟衰竭的目的。

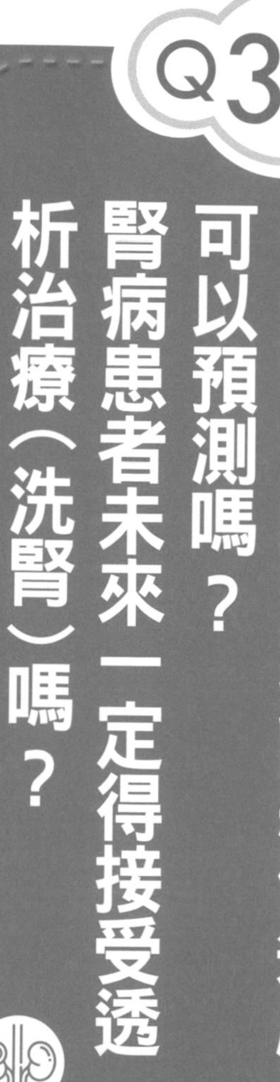

腎功能惡化的速度，通常是藉由「腎絲球過濾率（GFR）」與「血清肌酸酐（SCr）」的長期紀錄來推算。當腎絲球過濾率小於 15 ml/min/1.73 m^2，或血清肌酸酐大於 8～10 mg/dl，又合併疲倦、食慾不振、水腫或是氣促等症狀，即是俗稱的「尿毒症」，必須接受腎臟替代療法（透析治療或是換腎）。

經長期觀察的結果，可以從「GFR↓」或「SCr↑」的線性走勢，大致推測出腎功能衰退的進程，以及可能要接受透析治療的時間點。不過還是可以藉由良好的治療、控制血壓、低蛋白質飲食等方法，來減緩腎臟惡化的速度、延後開始洗腎的時間。**然而，腎功能的惡化多半不可逆，所以一旦經醫師判定要開始洗腎，通常就得終生倚賴洗腎了。**

腎臟病患者並非一定要洗腎，因為每個人罹患的腎臟病種類、發病時的嚴重程度、血壓和血糖的控制、飲食原則、治療照護等的狀況都不同，這些都是影響未來是否需要透析治療（洗腎）的因素。

腎臟病若能趁早發覺，且早些接受正規治療，有很大的機會可以控制住病情，延緩腎功能的惡化速度，千萬不要放棄治療。**如果慢性腎臟病惡化成了尿毒症，那就必須要接受透析治療了。**

重點筆記

腎絲球過濾率（GFR）小於 15 ml/min/1.73m^2，或血清肌酸酐（SCr）大於 8 ～ 10 mg/dl，又合併疲倦、食慾不振、水腫或是氣促等症狀，即為「尿毒症」，必須接受透析治療（洗腎）或換腎。

重點筆記

腎病患者不一定非得洗腎，因為每個人罹患的腎臟病種類、成因、發病時的嚴重程度、血壓和血糖的控制、飲食原則、治療照護的狀況都不同，而會產生不同的治療方式。

Q35 洗腎後是否體力會變差？

部分腎友進入透析療程後，似乎更容易感到疲勞、運動能力受限、肌肉無力等。臨床上造成腎友肌肉無力的原因很多，包括：周邊神經病變、續發性副甲狀腺亢進、血中鉀離子或磷離子過低、鋁中毒、缺乏維生素D、缺乏左旋肉鹼（L-carnitine）、營養不良等。這些問題裡有一部分和「尿毒性肌肉病變（uremic myopathy）」有關，但此疾病經常被人們所忽略。

在西元一九六七年，由Serratrice等人率先提出「尿毒性肌肉病變」這個名詞，其定義是慢性腎衰竭病患會產生近端骨骼肌肉逐漸虛弱的現象，可能是因體內併發內源性疾病而導致肌肉功能變差所致。

尿毒性肌肉病變，通常隨著腎功能變差而惡化，因此是漸進式的，其致病機轉雖然仍不清楚，但可能與下列因素有關：中分子尿毒素累積、續發性副甲狀腺亢進、活性維生素D代謝異常、鋁中毒、營養不良等；這些因子可能會造成骨骼肌肉構造及功能上的異常，而若肌肉內的粒線體數目及功能降低了，也會讓肌肉的血管新生能力變差。

臨床上，單從針極肌電圖或一般抽血檢查中的「肌肉酵素（CPK或CK）」之數值是檢驗不出來的，所以要確診尿毒性肌肉病變，就只能依靠腎臟科醫師的高度警覺，才不致誤診。

易併發尿毒性肌肉病變的腎友

(1) **腎絲球過濾率（GFR）低於25 ml/min/1.73m²者**：因腎功能差，導致尿毒素累積。

(2) **超過60歲的女性腎友**：因年長女性肌肉質量較少。

(3) **有高血壓或糖尿病的腎友**：因為此類型病人易有血管病變。

(4) **坐式生活型態（sedentary lifestyle）**：肌肉質量容易變少。

(5)營養不良者：因缺乏胺基酸，而致使肌肉合成變少。

(6)左心室肥大及心肌病變者。

尿毒性肌肉病變的預防方法

目前並無有效或特定能治療尿毒性肌肉病變的方法，僅能針對相關的危險因子進行預防，建議重點如下：

①**接受腎臟移植**：成功換腎兩個月後，可以使肌耐力提升到正常人的八至九成，是目前最好的方法。

②**提升血液透析的品質**：雖然沒有大型臨床研究可證實，但是尿毒性肌肉病變卻經常發生在清除率較差的病人身上。此外，有學者認為使用高效能、高透量的透析器，或是生物相容性高的透析膜、透析液，能預防尿毒性肌肉病變。

③**治療續發性副甲狀腺亢進**：副甲狀腺素主要是調控體內鈣、磷的平衡，而肌肉的收縮與鈣離子有關，治療上有學者建議使用「活性維生

重點筆記

「接受腎臟移植」是治療尿毒性肌肉病變最好的方式，其他例如：提升透析的品質、治療續發性副甲狀腺亢進、補充左旋肉鹼、使用紅血球生成素、補充營養、有氧運動等，都是腎友可以努力的方向。

素D」來改善尿毒性肌肉病變。

④**補充左旋肉鹼**：有些專家學者認為尿毒性肌肉病變與洗腎患者缺乏左旋肉鹼有關。根據目前研究顯示：「左旋肉鹼」能治療和增加慢性腎臟病患的肌肉耐力、預防透析過程中的低血壓及肌肉痙攣，甚至可改善對紅血球生成素反應不佳的問題。

⑤**使用紅血球生成素治療貧血**：有研究建議血球容積（Hct）應維持在35%左右，可以達到最佳的運動耐力效果。

⑥**補充營養**：營養不良的腎友往往肌耐力下降、易疲勞，一旦營養狀況改善，肌力和肌耐力也會隨之改善。

⑦**有氧運動**：有氧運動在健康者身上，可以增加肌肉對氧氣的利用，從而增強了肌耐力和肌肉血流量；血液透析病患從有氧運動中也可獲得運動耐力增加的成效，還能增加14%～42%的最大攝氧量。而一般建議下的運動強度，最好維持最大攝氧量在65%～85%之間，一週運動3次，每次約30至45分鐘，適合的有氧運動有散步、慢跑、游泳等。

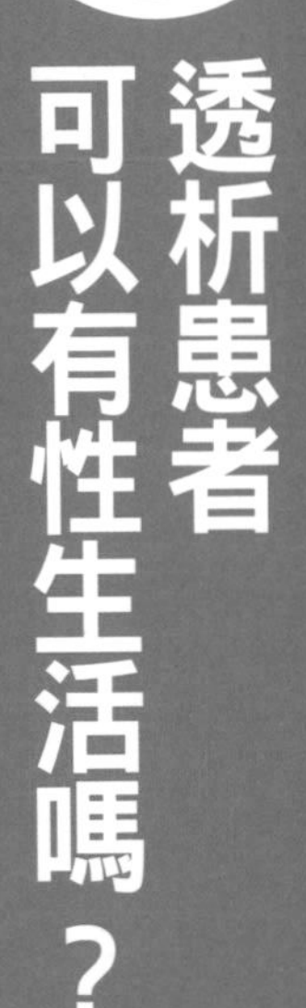

Q36 透析患者可以有性生活嗎？

洗腎病患因為尿毒素累積，會影響到性能力，但是不必過度擔心，可以透過治療來改善。只要身體的狀況穩定，腎友也並不需要過度害怕而完全避免性生活。

男性慢性腎衰竭病人主要的性功能障礙是勃起困難、性慾減弱、不孕症等，其原因可能是睪丸功能障礙、睪固酮（**testosterone**）分泌不足、泌乳激素（**prolactin**）過多、下視丘功能障礙、鋅缺乏等。

雖然性功能並不會影響性命，但對自信心、人際關係、家庭生活有著重要的影響。治療的方法包括：足量透析、提升血球容積、控制血磷及血鈣。患者若屬於「器質性精神病（**organic psychosis**）」[14]，可使用威而鋼（Viagra）、犀利士（Cialis）等藥物；若是「心因性疾病」導致的性功能障礙，則可以轉照會精神科。「接受腎臟移植」會是解決腎衰竭患者性功能障礙的較佳方法。

對女性患者來說，最普遍的性功能問題多為月經不正常、不孕症，雖然有月經，但大多無排卵現象，所以不容易懷孕，即使懷孕了也常因為「黃體酮（progesterone）」不足而流產。

腎炎病情若不穩定須避免性生活

在性生活上，要和另一半有良好的溝通，不必完全停止性生活，但也不能過度疲勞，同時要注意衛生，避免感染，更不可自行服用藥物，以免造成嚴重的副作用。

⑭ **器質性精神病**：人的腦部受到外在因素影響而引發的精神障礙，例如：藥物、腦外傷、腦腫瘤、感染、身體內臟器官所致，或由中毒引起可逆或不可逆的腦功能損傷。

在急性腎炎、慢性腎炎之急性期或病情還未穩定的時候，不宜有性生活，以免加重病情或不利於康復；在慢性腎炎已趨於穩定的康復期，依據病況可有適當的性生活，但切忌過度。腎臟病患者在病情嚴重時更應節制，如果臨床症狀較輕微，或處於恢復穩定期，則只要適度減少性生活次數即可。

腎炎病人和配偶都必須更注意性生活的清潔和衛生，房事前後均應清潔外陰部，以防泌尿系統感染使得病情加重。未婚患者應在病情穩定以後，計劃結婚前謹慎評估，以免婚後的性生活或懷孕，使腎炎反覆發作導致加重病情，而損害了腎功能。

Q37 慢性腎衰竭病人是否可以懷孕？

「懷孕」在腎衰竭病患中並不常見，因為腎衰竭會導致內分泌異常，所以多數病人有排卵障礙或無月經症，並不易有孕。腎病初期就接受良好透析治療的育齡（15至49歲）病人，受孕率可以提升至1.5％；但是以整體接受透析的患者來統計，只有每年0.5％的受孕機會，就算受孕成功，也可能因為早產或先天性問題，讓許多胎兒無法順利長大成人。

但是現今腎臟學、產科學、新生兒學的蓬勃發展下，大大增加了腎衰竭病人成功孕育健康下一代的可能性。

不同時期腎臟病的懷孕情形

▼慢性腎臟功能衰竭者的懷孕情況

慢性腎衰竭最惱人的問題就是可能會因為懷孕而加速丟失腎臟功能，因為懷孕時期容易併發高血壓、蛋白尿，而加速了腎功能的惡化。懷孕前的腎功能越差（尤其血清肌酸酐高於2 mg/dl者），則因懷孕讓腎功能惡化的可能性及程度也會越大。

患者接受了透析治療後，懷孕機率明顯降低，因此慢性腎臟功能不全的病人在未接受透析前，有可能是她們一生中最後一次的懷孕機會。她們必須面對人生重要的抉擇，目前仍然沒有很理想的方法去篩檢出哪些病人懷孕會加速腎功能惡化。但是統計約有20%的慢性腎臟功能不全患者會因懷孕而導致急速的腎功能惡化；在懷孕期間接受透析治療，產後腎功能可能無法恢復，仍然需要持續地透析。

慢性腎功能衰竭的病人，一旦因為懷孕而導致腎功能急速惡化時，終止懷孕並無法保證一定能完全恢復，所以仔細評估並注意這些病人在懷孕期間的腎功能變化非常重要。這類病人如果懷孕了對腎臟有較高的危險性，常見的相關問題——如早產、胎兒在子宮內生長遲緩，所以一

重點筆記

透析病人因為體內內分泌改變，進而影響排卵與月經週期，所以不容易懷孕。但是也並非完全不可能，臨床上也曾有洗腎超過二十年以上的懷孕案例，只是仍屬罕見。

般仍不建議腎友冒險懷孕。

▼透析病人（洗腎者）的懷孕情況

透析病人因為體內內分泌改變，進而影響到排卵與月經週期。隨著透析療程的持續時間越長，懷孕率會逐年下降。但曾經有洗腎超過二十年以上仍懷孕的例子，只是相當罕見，這也說明了長期透析患者並非完全沒有機會懷孕。近年來，透析患者懷孕的機率有增加的跡象，可能和紅血球生成素的廣泛使用有關。

病人接受透析治療的方式不同，懷孕的機會也不一樣。例如，尿毒症病人接受血液透析而懷孕的機會，會是接受腹膜透析的二、三倍，推論可能是腹膜透析易併發腹膜炎而導致輸卵管阻塞，或高張性的腹膜透析液會干擾卵子運送至輸卵管的過程。

透析病患懷孕所產生的併發症中，最重要也最常見的就是「高血壓」，大概有80%的病人會發生，臨床上即使用了降血壓藥物，仍然很難將血壓控制在良好的範圍內，甚至還會影響到母體的安危。

透析病人懷孕的胎兒存活率不似慢性腎臟功能不全的病人那麼高，可能僅有20％～30％，因為透析病人所生的嬰兒，大部分會在子宮內生長遲緩或為早產兒。**一般而言，透析的持續年資越短，胎兒存活率越高，特別是透析療程少於一年的患者**。

▼接受腎移植病人的懷孕情況

育齡內尿毒症病人在接受腎臟移植後，懷孕的機率可以大大提升，達到每年12％的受孕率。因為移植後有良好的腎功能，便可以恢復原本的內分泌功能及生殖能力。但是，通常醫師不建議病人在移植後一年內立刻懷孕，因為第一年使用的抗排斥藥物劑量較大，會增加生下畸胎的機率，也或許會造成子宮內胎兒生長遲滯及連帶增加感染風險。

懷孕有可能因為血流動力學的改變而造成移植腎的功能惡化，所以移植後的一年內必須避孕。減少腎臟移植後懷孕所造成的危險，應注意下列重點：

①腎臟移植手術後，懷孕的間隔時間必須大於一年，最好大於兩年。

②血清肌酸酐值要小於 2 mg/dl，最好是小於 1.5 mg/dl。

③確認腎臟在近期內是否有急性排斥的情形發生。

④血壓正常或僅有輕微血壓高，且使用低劑量的抗血壓藥，才可懷孕。

⑤無尿蛋白，或僅輕微尿蛋白（尿蛋白量小於 500 mg/dl）。

⑥在超音波下的移植腎有正常影像者。

⑦抗排斥藥的服用劑量在安全範圍以內（如下表）。

抗排斥藥
● Prednisone < 15 mg/kg（a day）
● Azathioprine < 2 mg/kg（a day）
● Cyclosporine < 5 mg/kg（a day）

懷孕透析病人的營養考量

懷孕透析病人要增加飲食中蛋白質的攝取，以供應懷孕所需，但是過度的蛋白質會加重「氮血症（azotemia）」發生的可能，進而需要提高透析量，或造成腸胃不適。所以到底需要增加多少的蛋白質攝取量是必須依照個別病人的情況，按醫生建議調整。此外，懷孕對於水溶性維生素、鉀離子之需求也會增加，最保險的作法就是向醫師和營養師諮詢意見來調整飲食。

Q38 透析病患能不能運動？可以出國旅遊嗎？

雖然體力不如還健康的時候，但對腎友來說，運動仍然有許多好處。因為慢性腎衰竭病人若合併有嚴重的腎性骨病變、貧血或心血管疾病，運動的耐受力就會受到限制，所以很多腎友對運動均有所顧忌。

其實適量的運動可以預防肌肉的耗損、促進正常的睡眠、減少沮喪及憂鬱、強化骨骼與肌肉、控制血壓、減少心臟病風險，還可增加末梢血管張力、增進循環與代謝。

腎友須留意的注意事項

(1) 貧血矯正：貧血會使運動耐受力變差、心臟血流挹注減少而缺

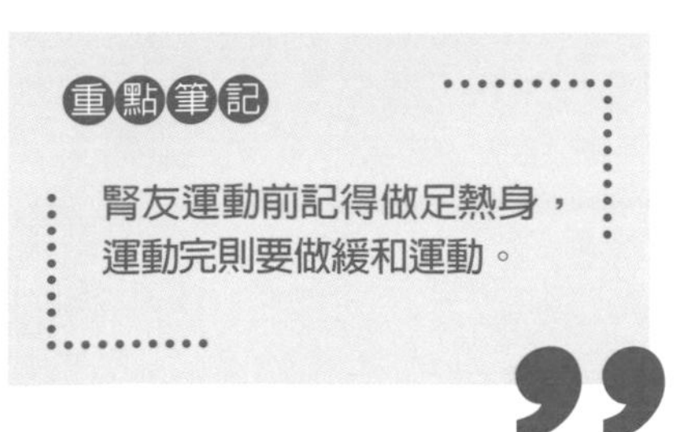

血，甚至是心律不整。

(2)**血壓控制**：若平時血壓沒有控制好，運動後又讓血壓急升，很可能導致心肌梗塞或腦中風。

(3)**維持正常血鉀濃度**：血鉀濃度常在運動中上升，而運動後又急速下降。血鉀濃度過度起伏常導致心律不整，危險性也增加。

(4)**維持適當的乾體重**：「乾體重（dry weight）」係指透析（脫水）後的理想體重。因為體內的水分過多會對心臟造成負擔，容易引起高血壓，而不利於運動，所以洗腎患者要努力控制身體中的水分含量。

(5)**心臟功能評估**：心臟功能的事前評估，例如：心電圖、心臟超音波，可作為選擇運動類型的參考依據。

腎友可以選擇的運動方式

運動的方式很多，像是舞蹈、散步、健身、游泳等，定期而且適量，目標為每週3次，每次至少30分鐘。重點在於一開始「緩慢」，先把熱身做足，運動完則要做緩和運動，且適時補充水分。

建議從5到10分鐘長度的熱身操開始——適當伸展肌肉，而後逐漸提升運動強度，接著維持著適合自身的運動強度持續20至30分鐘，最後花5到10分鐘緩和下來，讓脈搏恢復正常的速率，不可立即停止動作以免造成低血壓。另外，如果是糖尿病腎友，不宜在傍晚後運動，以防半夜低血糖發作。

免煩惱！腎友同樣能出國

很多腎友都以為自己失去出國的機會，從此人生彩色變黑白，其實腎友只要比一般人多些留心和準備，一樣可以遠行甚至出國遊玩。可以赴海外旅遊對腎友來說有著正面而重大的影響！

這幾年，台灣腎友生活品質促進協會（TDQ）積極推廣「旅遊透析」，提供國外洗腎預約的協助，這是值得鼓勵與支持的事情，旅遊確實能夠提升腎友的生活品質。過去，台灣在海外旅遊透析的資訊相當不足，許多腎友只能期待團體旅遊，相當受限！慶幸TDQ除了觀念推廣之外，最大關鍵是提供腎友具體的資訊及專業協助，解決了海外透析醫療安排的障礙，讓腎友可以有更多元化的方式出國，能更加融入於一般家庭和社會的生活圈。

血液透析患者出國的應注意事項

▼提早安排洗腎的地點與時間

如果遇到春節或長假，要注意當地洗腎室的使用時間。如果旅行時間超過3天，就必須在前往的地點，先找一家洗腎室安排洗腎的時間。

國內旅遊：可透過原來的洗腎室醫師或腎友介紹，雖然僅是暫時透析幾次，還是應注意該洗腎室的品質。洗腎室的衛生監控尤其重要，千萬不要因為只洗一、二次就輕忽，而被傳染了肝炎，因此要確定該洗腎室有無預防肝炎感染的措施。

腎友之間有流傳著一個小訣

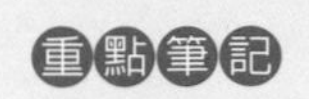

相關海外旅行透析問題之諮詢，請洽詢「台灣腎友生活品質促進協會」。若需預約臨時透析，請務必至少在出發前 45 天就上網填寫「旅遊透析需求表」，並去電確認申請完成。

旅遊透析需求表

台灣腎友生活品質促進協會

服務電話：02-8667-5478
服務時間：週一至週五
9:00 ～ 18:00（休例假日）

協會網址

竅：當你詢問有無床位時，若會回問有無B型或C型肝炎，表示該洗腎室有「肝炎分床」與「分機器」的標準流程，若沒有問就直接幫你排洗腎床位，那就要小心了！

國外旅遊：最好找有經驗、口碑好的洗腎團代辦。若不想受限於團體旅遊，想採自由行，只要提早規劃行程，確定地點後即可請台灣腎友生活品質促進協會協助海外洗腎室的安排預約。

國外旅行應事先安排好出國前、返國後的洗腎日期，還要備齊各式病歷文件提供給外國的洗腎室，例如：英文病歷摘要、最近一次的檢查報告、身體評估資料、穿刺針號碼、透析的瘻管位置及穿刺部位、透析年長、人工腎臟的材質、透析乾體重、有無B型或C型肝炎病史等資料，都應盡可能詳載確保無虞；如果腎友在洗腎過程，時常有不適症狀，最好請醫師在病歷摘要上註明常發生的問題及處理方式。

▼攜帶足夠的口服藥物

在國外，人地生疏，就醫不易，且國外醫院和洗腎室的醫療費用昂貴，腎友還是要攜帶藥品並按醫囑服藥。另外再準備些感冒藥、腸胃藥、給藥：
針對特定症狀或情形所提供的藥品。

安眠藥等以備不時之需。某些緊急狀況下的特殊備用藥物，像狹心症的舌下含片、氣喘病患的支氣管擴張劑等，都要帶足。

國外洗腎時，護照要隨身攜帶，付費多半使用刷卡或付現。透析中給藥及紅血球生成素（EPO）注射通常需要另外付費，可事先向旅行社詢問清楚。

▼避免旅途中太過勞累

一般而言，洗腎患者在充分透析下，可以跟普通人一樣生活，但由於洗腎患者會有程度不等的貧血情形，故不宜從事行程過於緊湊或過度耗費體力的旅行。有些飯店會提供游泳池、三溫暖等設備給住宿房客，可好好享受一番，達到運動休閒的目的。

出發前先了解旅遊當地的氣候，去寒冷的地方旅遊，務必注意保暖，隨身攜帶暖暖包也是不錯的選擇。在機場及各景點多設有接駁車或輪椅、輪椅專用道，行動不便的

▼國外可用之信用卡卡別

日本、韓國	美國、亞洲、澳洲	歐洲
JCB	VISA	Master Card

※還須注意該卡是否開通國外刷卡、信用卡額度未滿、已繳納年費

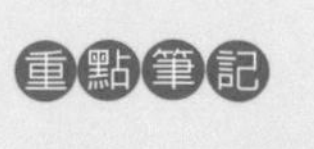

出發前先了解當地的氣候，
注意保暖衣物。

腎友可事先詢問清楚再考慮是否前往觀光。

飲食限制沒有假期

過年過節回老家、出國等特殊狀況，在飲食方面常會失去控制，結果就是體重增加太快、水腫或是呼吸困難，而跑到醫院急診，這可會破壞你的美好假期。

飲水跟食物方面的衛生也要特別注意：不喝生水，不吃醃漬、發酵、儲存過久的食物，是最起碼的保障。國內外的飯店多半備有製冰機及飲水機，提供冰塊、熱開水，因此可自備保溫瓶，在旅途中會非常方便。**但在享受美食之餘，限水、限鉀、限磷是沒有假期的。**

帶回國外透析的病歷及收據

在國外透析後，千萬別忘了要該次的透析病歷影本證明、繳費收據正本，回台後填寫申請表格，檢附相關資料，可向中央健康保險署請領洗腎費用（依國內透析給付金額為準）。

腹膜透析患者出國的應注意事項

(1)事前評估身體狀況：血壓是否平穩、貧血情形、營養狀況、透析狀況，以及身體各方面功能。務必與醫療人員討論，確定體況適合後，再進行海外旅遊。

(2)熟記藥水處方：先複習自己使用的透析液種類、容量、濃度、鈣濃度、一天使用量、時間和次數的調配等事項。熟悉「換液技術」和「透析液檢查」也是必須的功課。

(3)藥水或器具的海外配送事宜：海外配送必須依據你所需要的透析液濃度，以箱為單位進行配送。海外旅遊的透析液使用量可以由健保的給付中支出，不過是根據旅遊當地的藥水種類來支付。

由於旅遊地點的不同，腎友需要使用不同的配件，請與腹膜透析護理人員討論相關事宜。應先告知腹膜透析護理人員——你的旅遊天數，並討論所需藥水量及濃度，以利完成藥水配送的申請流程。

務必於一個月前確定海外旅遊住宿的地點、聯絡人、收件人，並請教護理人員來協助你向醫療品廠商提出申請，且告知送達的日期、地址、收件人和所需的藥水量，應安排藥水在腎友抵達當地的前一天送達。

(4)醫療保險：海外旅遊的醫療費用較台灣昂貴，因此建議腎友於出遊前事先購買旅遊途中的醫療險和意外險，以備不時之需。此外，請隨身攜帶英文的病歷摘要，以讓旅遊當地的醫療團隊在必要時可以迅速了解狀況。

(5)其他準備物品：必備物品，例如：英文病歷摘要、個人所需藥品（包含出發當天所需的透析藥水）、個人傷口護理用品，以及其他像是電毯、暖暖包、保溫杯、口罩、血糖機或血壓計等，則視個人需求狀況攜帶。

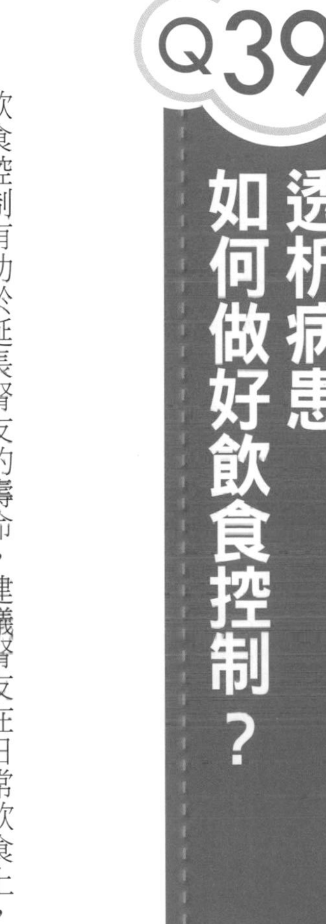

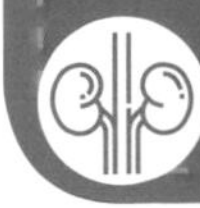

飲食控制有助於延長腎友的壽命，建議腎友在日常飲食上，做到以下幾點：

①攝取足夠熱量

透析患者一日的熱量需求約是「每一公斤體重30～35卡路里」。若熱量攝取不足，身體的組織會迅速分解，使得血中尿素氮（BUN）和鉀含量均增加，讓尿毒症狀更為惡化，因此充足的熱量及完整的營養攝取對腎友來說相當重要。

②適量蛋白質攝取

每一次的透析治療都會流失胺基酸、蛋白質（約等同37g瘦肉重），因此要比透析前攝取進更多的蛋白質。有了足夠的蛋白質，才能增加抵抗力、減低感染機會、提高存活率。

腎友平均每日所需蛋白質約 1~1.2 g/kg（腹膜透析者所需蛋白質應更高），其中超過一半的攝取來源應選擇高生理價值的蛋白質，例如：雞、鴨、魚、蛋、肉類、黃豆與其製品等，因為這一類蛋白質在人體中的利用率較好，能合成體內蛋白質，或修補組織、維持肌肉。黃豆為高生理價值之蛋白質，而且經研究證實黃豆製品可讓腎絲球過濾率下降。黃豆其內含成分——大豆異黃酮（soy isoflavone）是一種抗氧化物質，可讓膽固醇降低，對腎臟功能有保護作用，一般會建議素食患者及腎友使用；而豆腐可取代動物性蛋白質，除豐富食物選擇、變化菜色之外，還可減少動物性脂肪的攝取。

腎臟功能不佳的患者，其血脂代謝也會受影響，所以對腎臟病人而言，豆類製品（如：豆腐、豆乾、豆花）是屬於高生理價值的蛋白質，同時還有降膽固醇的作用，可以安心食用。

③注意水分攝取

腎友喝水的原則

1. 腎衰竭者：必須限制飲水。
   無尿者：每日約攝取 500 cc 的水分即可。
   有尿者：攝取水分為前一日尿量再加上 500 cc ～ 800 cc（含喝水、飲料、水果、湯、注射量等）。
2. 有發燒、嘔吐、腹瀉現象的患者，需酌量增加水分。
3. 口乾時可以含小冰塊解渴，吃口香糖、檸檬片、檸檬水，或口含水刺激唾液分泌。
4. 飲食上不可以吃太鹹，以免增加喝水量。
5. 盡量將吃藥的時間集中，以減少每日喝水量。
6. 建議喝溫水為主，每次含一口，避免大量喝進冰水。

健康的成人一天需攝取1000 cc～2000 cc的水分，而人體每天透過呼吸、排汗、排尿等方式，排出體內水分。除了喝水以外，食物本身也含有不少水分，肉類含60％水分，水果則有90％。當水分攝取過多時，易使腎友身體浮腫、血壓升高、心臟負荷過大，而產生肺水腫、心臟擴大（指心肌肥厚或心室擴大）等情形。

理想的水分攝取量應為一日尿排量再加上500 cc～700 cc。每次透析治療前，體重最好不要超過乾體重[15]的5％，又以

3%為最佳。平常就應注意別吃太鹹的東西，避免口乾而多喝水，或喝過多的湯汁和飲料；若感到口渴，用水漱口後將水吐掉，或者含冰塊保持口腔溼潤。

④避免鉀、磷含量高的食物

透析病患因為腎臟的排泄機能出現障礙，無法排出體內過多的鉀、磷。血中鉀離子過高，會造成心律不整、呼吸無力，甚至於導致心跳停止而死亡；過多的磷，則會導致骨骼病變、搔癢、副甲狀腺機能亢進等。

鉀離子普遍存在於各種食物中，在烹調時可以將蔬菜類切成小片或絲狀，用熱水汆燙過，濾除湯汁再烹調即可。而磷離子普遍存在於所有含蛋白質的食物中，但為了獲取足夠的蛋白質不能完全不吃，因此腎友必須依照醫師指示，服用胃乳片或碳酸鈣，控制血磷值在正常範圍。

⑤其他飲食上要注意的事項

補充鈣質——當鈣、磷的比值相互平衡時，才能有健全的骨骼。因此在日常飲食中應注意鈣質的攝取，但是富含鈣質的奶類和其製品卻同時含有高量的鉀、磷，所以在飲食選擇受限時，額外補充鈣片可以確保鈣質的充足。

補充鐵質——鐵質的缺乏好發於透析治療的病患，尤其是血液透析的腎友更容易發生，因此鐵劑的補充是必須的。要注意的是，服用鐵劑的最好時機是在餐與餐之間（最好為餐後一小時），而切記

高「鉀」食物	
水果	桃子、白柚、小番茄、番石榴（芭樂）、草莓、瓜果類、龍眼、奇異果、釋迦。 **※水果每日食用份量，不得超過半斤。**
蔬菜	紫菜、菇類、芹菜、洋落葵（川七）、茼蒿、菠菜、莧菜、竹筍。 **※蔬菜應切片或切絲汆燙後再烹調。**
五穀根莖類	小麥、胚芽米、地瓜、芋頭、山藥、馬鈴薯、南瓜、萊豆（皇帝豆）等。
零食、飲料	可可、咖啡、茶、運動飲料、梅子汁、巧克力、乾燥水果、堅果類。
高湯	菜湯、肉湯、雞精、牛肉精、人蔘精。
其他	梅精、番茄醬、沙茶醬、甜麵醬等。

⑮ **乾體重**：為透析病人的理想體重，即是經由透析治療移除體內多餘水分後所達到的體重，且讓透析病人在脫水後血壓維持正常、呼吸平順、四肢無水腫或其餘不適症狀，也就是醫師幫洗腎患者所設定的「最適」洗腎後體重。乾體重不是固定值，會根據身體狀況及胖瘦的變化做調整。

高「磷」食物	
堅果類	瓜子、松子、核桃、腰果、芝麻、栗子。
穀類	紅豆、綠豆、薏仁、紫玉米、糙米、糯米、胚芽米、小麥胚芽、全麥麵包、麥片。
乳製品	牛奶、羊奶、養樂多、乳酪、發酵乳、奶粉。
零食、飲料、加工食品	碳酸飲料、濃茶、罐裝飲料、酵母粉、啤酒、巧克力、可可、咖啡、花生、花生醬。
蛋、內臟類	魚卵、蛋黃，及肝臟、腎臟（腰子）等內臟類。
高湯	肉汁、雞精。

不可以和咖啡、茶、鈣片、胃乳片一起服用。食物中，「紅肉」含有最多量的鐵質與高生理價值的蛋白質，建議每日至少配一份紅肉。另外，醫師也會視個人情況給予針劑的補充。

減少鈉鹽攝取——鈉在體內與水分的平衡有關，當腎臟無法排除過多的水分與鈉時，就會導致高血壓、下肢或全身浮腫。國人的飲食習慣偏鹹，透析病患最好吃比較清淡。可以試著以白醋、酒、檸檬汁、蔥、薑、蒜等香料來調味，減少鹽的添加。

補充葉酸和維生素B群——蔬菜富含水溶性維生素B群、葉酸，但是為了要降低鉀的含量而以熱水汆燙後就被破壞掉了，而在透析治療時也容易被透析出來。因此，腎臟科醫師會開立維生素劑給腎友補充。

其他——楊桃不可食用，它含有未明的神經毒素，輕則打嗝不止，重則昏迷甚至致命。葡萄柚汁易和藥物產生交互作用，若要飲用請按照醫囑。

⑥營養師建議飲食

一般體型、輕度活動量者的每餐建議飲食——①一碗飯；②二份或三份的豆、魚、蛋、肉類；③青菜至少一碟；④水果一份；盡量以植物油烹調。

高「鈉」食物	
調味料	鹽、醬油、味精、味噌、沙茶醬、辣椒醬、烏醋、番茄醬、豆瓣醬、豆腐乳、花生醬。
醃漬物	榨菜、酸菜、梅乾菜、筍乾、蘿蔔乾、泡菜、鹹蛋、蜜餞。
其他加工製品	牛奶、羊奶、養樂多、乳酪、發酵乳、奶粉、罐頭類、火腿、香腸、煙燻食品。
零食、飲料	運動飲料、番茄汁、速食麵。
高鈉食材	紫菜、海帶、胡蘿蔔、芹菜、麵線、油麵、雞精、牛肉精。

一份豆、魚、蛋、肉類

一份豆＝黃豆（20g）＝毛豆（50g）＝傳統豆腐（80g）

一份魚＝魚肉（35g）＝蛤蜊（150g）＝牡蠣（60g）＝蝦仁（45g）

一份蛋＝雞蛋1顆＝豆漿（無糖或低糖）1杯

一份肉＝去皮雞肉（30g）＝去皮鴨肉、豬小裡脊肉、牛腱或羊肉（35g）

Q40 透析患者可以吃素嗎？會不會營養不良？

是否可以吃素，也是我在慈濟醫院門診上常被問到的問題，我曾見過茹素十多年的洗腎病友，也是我們慈濟的師姐，她的血清白蛋白都在4 mg/dl以上，沒有任何營養不良的問題。所以洗腎患者是可以吃素的，但是必須注意飲食適量、種類均衡，以確保攝取足夠營養。

目前研究顯示，均衡而適量的素食對於洗腎病患有許多優點——維持體重、維持血壓、降低心血管疾病併發機率、減少誘發癌症的風險，及增進身體之機能。

素食腎友要注意補充完整蛋白質

營養師建議素食腎友的飲食，包括下列重點原則：

①**主食以白飯為主**：應避免含磷高的全穀類，以白米為主，或選擇低蛋白質的米產品，每日建議約3碗。

②**蛋類、豆類製品**：依體重計量，每日約3份。在「植物性蛋白質」中，除了黃豆之外，其他所含的蛋白質通常不完全，常缺少某種身體必要的胺基酸，所以各種類的植物性蛋白質應搭配著吃，利用蛋白質的「互補作用」才能提高生理價值。茹素時，應加強蛋、豆類攝取，補充所需胺基酸，或選用多種類的素食。

③**蔬菜、水果**：每天至少吃5份（3蔬、2果）。

④**植物性食物、適量的植物性油脂**：主要含醣類、蛋白質，且脂肪的含量較少，所以素食腎友常有吃不飽的感覺。可以適量食用低氮澱粉，例如：西米露、藕粉糊、愛玉、蔬菜煎、太白粉等低蛋白質主食，或洗腎前的商業配方奶粉，以增加熱量的攝取。

透析腎友的飲食著重在礦物質補充

素食腎友在某些營養素上，比較容易缺乏，或是自透析治療中流失，應注意下列營養素之攝取：

①**補充鈣質**：因鈣質主要是來自動物性蛋白質，所以豆類製品，例如：傳統豆腐（以石膏作為凝固劑），以及深綠色蔬菜：芥菜、莧菜、菠菜等，都是素食者重要的鈣質來源。如果為全素不食用奶、蛋等，就難得到足夠的鈣質。所以全素食者要更注意從豆類、深綠色蔬菜，或是從其他口服錠來補充鈣質。除了攝取鈣質外，也要多晒太陽幫助體內維生素D合成，增加鈣質的利用率。

②**補充鋅質**：鋅多存在於動物性食物中，在植物性食物中的鋅含量較少。根據統計，腎友的血清鋅濃度比正常人為低，如果在食物中攝取不足，就容易缺鋅。鋅能幫助人體肌肉的生長發育，對男性性功能的正常化也很重要，但是含鋅食物也多是高磷食物，因此可從補充劑補充。

③**補充鐵劑**：素食腎友雖然可從菠菜和豌豆得到鐵，但此種鐵質為吸

收率較差之鐵質，所以洗腎病人若是茹素，缺鐵問題也會比一般素食者來得嚴重。維生素C可以提升鈣、鐵的吸收，因此若吃素，最好能選擇同時含鐵、維生素C的蔬果。

④補充維生素C：維生素C可協助鈣、鐵的吸收，因此要攝取足夠的水果與深綠、黃色蔬菜，或從靜脈注射維生素C。不過，若是草酸鈣結石患者則不建議補充。

⑤補充維生素B_{12}：維生素B_{12}主要存在於動物性食物中。植物性食物中除了部分海草類外，則幾乎不含維生素B_{12}，所以建議素食腎友要額外補充維生素B_{12}。幸好蛋裡就含有足夠的維生素B_{12}，所以若是蛋奶素者，就不必太擔心；但是若為全素者，則需要考慮以口服或注射方式補充維生素B_{12}。

許多植物性食物，如：豆類、綠色蔬菜、芝麻、堅果類食物，都含有豐富的鉀、磷，所以腎友在食用前還要考慮是否有鉀、磷含量過高的問題。如果仍有不清楚之處可和醫院的營養師討論。

Q41 洗腎瘻管該如何保養？

瘻管栓塞——洗腎病友的夢魘

「瘻管」是腎友的生命線，瘻管若血流量不足，無法支撐足夠的透析量，使得透析清除率不足，會讓腎友增加死亡率和併發症發生率。當瘻管開始反覆地狹窄、栓塞，腎友及家屬就必須在透析療程之餘，額外撥出時間處理。手術的疼痛不適，再加上透析不順利，對腎友來說，身體和心理都面臨極大的折磨。

透析瘻管的種類及優缺點

若腎友是參與「慢性腎臟病照護」，在有計畫的狀況下進行血液透析，通常會先準備好透析用的瘻管，一般來說有三種選擇：自體動靜脈瘻管、人工瘻管、雙腔靜脈導管（又分「暫時性」和「永久性」）。

外科醫師決定做哪一種瘻管，和腎友的血管狀況有密切關係。一般來說，會以自體動靜脈瘻管為最優先，人工瘻管次之，若這兩者都不合適，就考慮使用雙腔靜脈導管。優缺點如下：

▼三種血液透析瘻管的優、缺點

瘻管類別	優點	缺點
自體動靜脈瘻管	耐用年限最久，不易造成血管狹窄或栓塞，且手術後的腫脹狀況相比人工瘻管較不嚴重；第一年阻塞率約 20%。	需有一段養成的時間才能使用；若後期養成照顧不好，後續可能較容易失效。
人工瘻管	不需等待養成，手術後 3 到 5 天，等消腫後就可使用。	容易失效，第一年阻塞率約 40%。
雙腔靜脈導管	使用時不需穿刺。	易有感染風險，可能造成中央靜脈狹窄。

因個人體質不同，瘻管的壽命從三個月到十數年不等。據統計，自體動靜脈瘻管第一年的阻塞率約20％，人工瘻管則為40％，所以綜合考量下，使用自體瘻管來透析，是最理想的狀態。

自體瘻管的好壞，養成期有關鍵性影響

從瘻管手術結束的那一刻起，靜脈就開始「動脈化」，由於血流動力學的改變，使得靜脈要改變自身的特性來適應強大的血流，而其中最重要的兩大關鍵：血管擴張、管壁增厚。

血管是否能順利擴張，手術的方式也有影響，但最主要的關鍵在於腎友本身的血管功能是否良好。影響血管功能的因素包括：是否有高血壓、糖尿病、尿毒症，以及年紀、性別、有無抽菸等。

「管壁增厚」則是把雙面刃，若血管壁未能及時增厚，就難以承受每週3次，每次2針的穿刺療程。常有剛做完自體瘻管的腎友，來反映在透析治療後新瘻管處腫脹或瘀青，這多半是因為新的瘻管壁較為脆弱，在穿刺過程中造成了血管壁輕微破裂，通常一段時間後就會改善。

但如果血管壁過分地增厚，則有可能落下狹窄的病灶，影響瘻管血流及功能。

若新做的瘻管有「①成功地向外擴張」，且「②恰當地增厚」，瘻管便能順利地養成；可是，如果上述兩個要點，有任何一點沒有發生，也就代表了瘻管養成失敗，即使勉強使用它來透析，也會很容易引起併發症。

瘻管失效的處置方式

目前最常見的處置方式是「經皮血管腔內血管成形術（percutaneous transluminal angioplasty, PTA）」，俗稱的通血管。經由手腕的皮膚導入「導絲（guide wire）」和「球囊導管（balloon catheter）」至血管的狹窄處。導絲是用來作為通往狹窄處的通道；球囊導管的尖端為中空，從導絲後端穿入，而導絲因此會在球囊導管的內部，再藉由加壓球囊來撐開狹窄的部位，使血流得以恢復暢通。目前PTA技術已經相當成熟，不管是人工瘻管或自體瘻管，皆可藉由這個手術延長使用的壽命，加上傷口小，恢復期短，因此已是標準處置。

然而，PTA治標卻不治本。失效瘻管一旦接受PTA手術，幾乎就等同進入反覆狹窄的輪迴，因為PTA手術的原理——是利用球囊導管破壞血管內壁，藉此強迫血管內壁重塑（remodeling），以期待可重新長出理想的血管內壁；而若重塑失敗，就需要再進行一次。

雖然只是簡單的門診手術，過程中還是會施行局部麻醉，但對病人來說，整個過程可說是疼痛難耐，許多腎友在做手術前會輾轉難眠、惴惴不安，足見此事對腎友的壓力之大。因此，與其問題發生後才開始處理，我們更建議在問題發生前就積極預防，讓它不要發生。

瘻管養成期之使用藥物及非侵入性物理治療

Demberet等人的研究指出，在瘻管的養成期間服用抗凝血劑，可以減少7.3%的栓塞發生率。在臨床醫學上，也有醫師會開立Aspirin（阿斯匹靈）或Dipyridamole的抗凝血藥物，以促進瘻管養成，但對於預防瘻管的狹窄和栓塞，並沒有明顯幫助。

截至目前，台灣、英國、中國、日本的洗腎室，都已普遍使用「低能量遠紅外線治療儀」，在透析的療程中照射瘻管以預防狹窄。事實上，在瘻管的養成期就開始使用這項儀器，效果會更好。根據台北榮民總醫院腎臟科林志慶教授的臨床研究證實——有照射低能量遠紅外線的腎友，相比沒有照射的，其瘻管養成的成功率會高出14.2%；已使用了一段時間的瘻管，有照射低能量遠紅外線一年，相較於沒有照射一年的，其研究結果顯示瘻管的失效率下降了17.6%，可是如果等到瘻管接受了PTA手術後才開始照射，就只會下降6.6%。

瘻管保養

(1) 盡可能排除影響血管功能的不利因子——

a. 戒菸：吸菸不僅傷肺，且對血管的傷害也不容小覷，有抽菸習慣的腎友一定要趕快戒菸。

b. 尿毒控制：尚未進展為末期腎臟病（ESRD）的腎友，嚴格地控制飲食除了可以維持腎功能之外，也能夠維持良好的血管功能；已開始透析的腎友，則須確保足量的清除率。

c.心臟血管疾病：配合醫師指示服用藥物，控制好血壓、血糖。

⑵維持運動的習慣——長時間、低強度的運動，對於血管是很好的鍛鍊，可每天快走2次，每次10至15分鐘。

⑶經常照射低能量遠紅外線——可增加血液中的一氧化氮（化學式：NO）生成，可改善血管彈性、提升血管功能。

⑷做好肢體保暖——避免因溫度劇烈變化而引起血管攣縮。

⑸避免在同一部位重複穿刺——在同一部位重複穿刺，易引發異位性皮膚炎（atopic dermatitis, AD），造成穿刺部位的狹窄，雖然在新點穿刺會很痛，但為了瘻管的長期使用著想，還是和護理師討論，多開發穿刺點吧！

(6)多聽、多摸、多注意——平時有空，就隨時注意瘻管狀況。如果感到不對勁，要趕快和洗腎室聯絡，或至最近的急診室處理，以免錯失挽救的時機。

(7)遵守洗腎室護理師的衛教指導——現在各醫院、診所的洗腎室或CKD（慢性腎臟病）衛教室，都會提供詳細的衛教指導及資料，記得向護理師索取並乖乖照做。

Q42 何謂「腸道透析」？延緩慢性腎臟病惡化從照顧腸道健康做起？

這是個非常夯而有趣的議題，針對慢性腎臟病患的日常保健，應當控制住糖尿病的大敵——高血壓、高血糖、高血脂，以及降低飲食中的蛋白質攝取量的這種基本作法外，還可以從顧好腸道健康做起——讓攝入的蛋白質經消化分解成胺基酸後所代謝生成的尿毒素，在腸道中就被吸附住，從源頭加以抑制，可有助於延緩病情惡化，這就是「腸道透析」的基本概念。

腎臟功能惡化——導致尿毒素產生，進而攻擊全身器官

在腎功能惡化的過程中，全身許多器官功能也都會跟著改變，然而

人們往往忽略掉「腸道」與腎臟功能的異常息息相關。當腎臟功能正常時，腸道內的共生菌叢達到平衡，腸道的上皮細胞也接合良好，同時擁有好的免疫功能；但當腎臟功能變差，導致腸道內共生菌叢的平衡被打破，免疫力變差，上皮細胞間不再緊密接合，壞的腸內細菌所分泌出的毒素便穿過腸道黏膜長驅直入，經由血液遊走全身，造成其他器官的傷害。

當腎臟功能逐漸惡化，會讓尿毒素不易經由腎臟排出，致使血液中的尿毒素濃度上升，進而會攻擊體內多個器官，後續又將會引出更多併發症；血液中的尿毒素一上升又會回頭攻擊腎臟，就像火上澆油，使腎臟功能惡化更快，演變為一種惡性循環。

而且，尿毒素也會影響心臟血管組織和造骨系統，甚至是影響造血細胞，因而引發貧血，更加重心血管疾病的惡化，因此很多腎臟病患的第一死因就是「心血管疾病」；而腸道功能不佳、免疫力差，會引起發炎反應，也容易招致細菌感染，所以腎臟病患的第二死因便是「感染症」。

傳統透析難以清除「親蛋白質尿毒素」

導致慢性腎臟病的傳統危險因子，如：高血壓、糖尿病、高尿酸血症（血液中的尿酸值過高）等外，非傳統的危險因子則當是「尿毒素」的影響最大。

一般尿毒素可分為三類：水溶性小分子毒素、中大分子毒素、蛋白質結合毒素，其中又以「親蛋白質尿毒素」（protein-bound uremic toxin）最為麻煩，由於具有和蛋白質緊密結合的特性，傳統的透析方法不論是「血液透析」或「腹膜透析」，都無法將它清除乾淨。

慢性腎臟病患者體內親蛋白質尿毒素的產生，主要來自飲食中過量攝取的蛋白質。西洋古諺「You are what you eat.」——吃進體內的食物確實影響著人體的健康，尤其是腎臟功能不好的人，體內的含氮廢物無法依靠腎臟代謝排出體外。當蛋白質食用過量，蛋白質中的酪胺酸（tyrosine）、色胺酸（tryptophan）會在體內代謝成「硫酸吲哚酚（indoxyl sulfate）」、「對甲酚（p-Cresol）」，隨著腎功能越差，這兩種具代表性的親蛋白質尿毒素累積在體內的含量便會越高。

低蛋白飲食搭配特殊藥物，有助清除尿毒素

由於傳統的洗腎方法並不能有效去除掉親蛋白質尿毒素，因此採行良好的降尿毒策略很重要。我個人常用的降尿毒方法：首先一定要限制蛋白質攝取，成人的每日蛋白質攝取量為「每一公斤體重 × 1公克蛋白質」，而「低蛋白質飲食」則是將一日蛋白質減量至「每人每一公斤體重攝取0.6至0.8公克的蛋白質」，甚至是「極低蛋白質飲食」（降至每一公斤體重僅攝取0.3至0.6公克的蛋白質），且搭配食用「酮酸胺基酸」補充劑，及多吃蔬食；其次，在治療用藥的選擇上，可考慮日本上市的醫藥級活性碳藥物 **Kremezin®**（**AST-120**），治療機轉是將腸道中的親蛋白質尿毒素的前驅物（**precursor**）[16]吸附排除，從源頭去抑制腎功能惡化，也能改善口臭、搔癢等尿毒症狀。

此外，根據文獻指出，接受透析治療的病患若有規律地服用 **AST-120**，則動脈粥狀硬化（**atherosclerosis**，俗稱「動脈硬化」）之係數會下降而有所改善，且經觀察發現：即使是頸動脈內膜增厚的病患，其內膜也會變得較薄，起到保護心臟血管的作用。

我和陽明大學的研究團隊先前合作過的一項研究計畫，我們從患有慢性腎臟病的實驗小鼠身上發現，當牠血液中的「硫酸吲哚酚」（一種具有和蛋白質緊密結合特性的尿毒素）偏高時，會干擾小鼠的內皮前驅細胞[17]功能，進而影響到周邊血管的新生能力。有研究指出使用AST-120，可幫助患有慢性腎臟病的小鼠恢復其內皮前驅細胞參與周邊血管新生的功能。

最後，維持腸道的健康很重要，是容易忽略的一環，有文獻指出，服用特定的「益生菌」（probiotic）或「益生元」（prebiotic），能夠改善因腎功能惡化所形成的不好腸相，進而降低慢性腎臟病患的尿毒素和發炎指標。

---

⑯ **前驅物**：為一種可以參與化學反應的物質，其反應結果會生成另一種化學物質。「前驅物」這一名詞可用來描述「代謝途徑的物質轉化」，例如：在糖酵解（glycolysis）的過程中，「葡萄糖」可稱作「葡萄糖-6-磷酸」的前驅物。

⑰ **內皮前驅細胞**：內皮前驅細胞源自骨髓，隨體內的血液循環運作。它能替代剝落的血管內皮細胞、抑制血管內膜增生、維持血管內皮的正常功能，也參與血管的新生，使血管內膜再形成，並根據血管內皮損傷的狀況予以再塑形。

Q43 慢性腎臟病有藥醫嗎？飲食上有特別要注意什麼嗎？

許多病患常詢問我：「醫師，我被診斷出患有慢性腎臟病，有沒有藥物能夠讓我的腎臟功能恢復，避免進入洗腎階段呢？」

基本上，慢性腎臟病初期，只要接受正確的治療，腎功能往往是可以恢復的。早期發現，早期治療，並於低蛋白質飲食中加入酮酸胺基酸，可延緩進入末期腎臟病，幫自己爭取一些免洗腎的時間。

為什麼要選擇低蛋白質飲食？

我們平日吃下的魚、肉、奶、蛋、豆製品成分中所含的蛋白質，在體內代謝後會產生出毒性較高的「氨」，而人體會經由「尿素循環（urea cycle）」這個代謝途徑將「氨」轉換成毒性較低的「尿素」。

尿素一般是由腎臟排除，然而當慢性腎臟病患的腎功能開始惡化，無法將這些含氮廢棄物排除時，這些尿毒素便逐漸累積在體內，尿蛋白的情形就更嚴重了，長期以往則會導致尿毒症、酸中毒等，不僅是出現噁心、嘔吐、食慾不佳等不適症狀，更會加重腎臟的負荷，到最後不得不洗腎。所以，建議慢性腎臟病友，全力配合醫師和營養師之建議與指導，藉由減少蛋白質攝取，降低含氮廢物量，以減輕腎臟的負擔。

然而，蛋白質食物的選擇之多，建議優先選擇高生理價值的蛋白質來源，包括：黃豆、魚、肉、蛋、奶類等，是低蛋白質飲食者必須要攝取的食物種類；至於綠豆類、麵筋、堅果類等，是屬於低生理價值的蛋白質，比較不建議，倘若食用過多會產生過量的含氮廢物，反而增加腎臟的負擔，不可不慎。

低蛋白質飲食的常發性營養不良問題

罹患慢性腎臟病有許多飲食限制，一旦發生蛋白質、熱量攝食來源不足的情形，會引起身體肌肉組織的分解，而產生了過多的含氮廢物，將導致營養不良、發炎、氧化壓力、惡病質（cachexia）[18]、肌肉流失等狀態，情形嚴重還會危及生命，提高死亡與罹病的風險；國際腎臟營養與代謝學會（International Society of Renal Nutrition and Metabolism, ISRNM）定義了這種現象——稱為「蛋白質能量耗損（protein-energy wasting, PEW）」。根據資料顯示，第四期、第五期的慢性腎臟病患者中，PEW的罹病率高達50％至75％，可見有半數以上的末期腎臟病患者，會面臨到PEW的營養與代謝失調問題。

至於，所謂的「酮酸胺基酸療法」——是限制蛋白質的攝取量，並配合補充酮酸胺基酸之營養劑，為保腎飲食的好選擇。需要注意的是，慢性腎臟病按病程可分為五個階段，每一個階段的蛋白質建議攝取量和酮酸胺基酸補充量皆不盡相同，由醫師或營養師將年齡、其他健康狀況等因素，都納入了綜合評估才能制定，病友不宜自行亂吃。

什麼是「酮酸胺基酸」？

「酮酸胺基酸」是一種特別針對腎臟病人設計的胺基酸，它是一些「必需胺基酸」⑲的前驅物。一方面可以回收含氮廢物，減輕腎臟的負擔；另一方面，可以再將回收的含氮廢物經過「轉胺作用（transamination）」，轉變成人體所需的胺基酸，提供腎病患者必需的營養，並達到防止腎臟功能惡化、延緩洗腎時間點的效果，是既能保護腎臟又較無副作用的一種治療方式。

根據二〇一五年的國家衛生研究院出版物——《台灣慢性腎臟病臨

---

⑱ **惡病質**：癌症病患體內荷爾蒙、新陳代謝異常，或因食物攝取量減少所產生的結果。患者出現體重減輕、肌肉萎縮、活動力下降、倦怠無力、厭食、易飽足感、嗜睡、蒼白、貧血、消瘦憔悴、電解質不平衡、蛋白質與脂質合成下降、血糖不穩等情形，情節嚴重者會像「皮包骨」一般；而在6個月內體重下降10%以上，還合併出現上述症狀，即所謂「惡病質」。

⑲ **必需胺基酸**：只存在於食物中的胺基酸，無法由體內自行合成。

床診療指引》，建議在第3b期中度慢性腎臟病階段以後，也就是腎絲球過濾率為30～44 ml/min/1.73m² 以下之病人，可經醫師評估自費使用酮酸胺基酸（Ketosteril ® 吉多利錠），並一同實行低蛋白質飲食，來延緩腎功能的持續惡化；遵守低蛋白或極低蛋白質飲食，且為第5期慢性腎臟病（腎絲球過濾率小於15 ml/min/1.73m²）還未開始洗腎的病人，則可由健保來給付，每日最多6顆，又因為此製劑成分中含有「鈣」，可與食物中的「磷」結合，在餐中服用，能達到最理想的治療效果。

酮酸胺基酸療法的優點？

(1)減緩腎功能惡化、延遲進入透析的時間點

經歐美大型研究證實，低蛋白質飲食輔以酮酸胺基酸，可以減輕腎臟負擔，延遲洗腎的時間點。國內「全民健康保險研究資料庫」十多年的研究分析也發現，較嚴重的慢性腎臟病患，若採行低蛋白質飲食，配合補充5.5顆以上的吉多利錠，可以延後透析的時間點、降低死亡風險。

(2)可消除尿毒素（NH_3）、改善尿毒症狀、減少代謝性酸中毒的風險

當血液當中的毒素被酮酸胺基酸所吸收，經由轉胺作用，轉換為身體需要的營養物質後，血液中的尿毒素就會逐漸減少，同時也減輕了尿毒症狀，並可以改善口腔、呼吸中的尿毒味道，及噁心嘔吐的現象。

(3)提升營養，體力好、氣色佳

酮酸胺基酸吸收了尿毒素之後，轉變為身體重要的營養物質，幫助體力提升。國外研究也證實有助於血紅素及白蛋白的維持。

(4)減少尿蛋白

尿蛋白情形越嚴重，就代表營養流失越多、腎臟功能惡化越快，越可能需要提早洗腎或換腎。限制蛋白質飲食，加上酮酸胺基酸的補充，就能明顯地改善蛋白尿，減慢腎臟惡化的速度。

(5)降低酸代謝，改善鈣、磷平衡

高血磷症為慢性腎臟病患者常見的併發症之一，會導致腎性骨病

變、血管鈣化。因酮酸胺基酸製劑本身有「鈣」的成分，可以與飲食中的「磷」結合，有降磷的效果。

(6)減輕氧化發炎的症狀

根據國外研究，限蛋白質飲食，輔以補充酮酸胺基酸，能有效降低血液中的發炎指標「C反應蛋白」[20]之數量，減緩腎臟的發炎現象。

---

[20] **C反應蛋白**：：由肝臟細胞所產生的特殊蛋白，主要被當作發炎的指標。原是作為組織損傷的篩檢工具，當身體有受傷、感染，或急性發炎、局部缺血導致組織壞死時，血液中的C反應蛋白濃度會升高。

Part 4

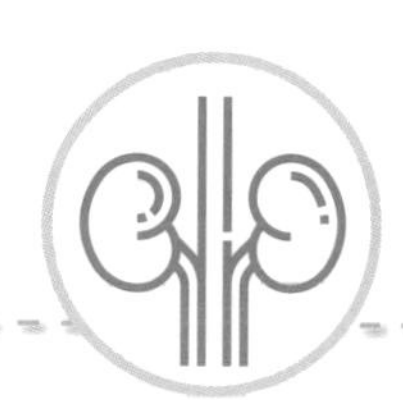

腎病
應對須知

Q44 台灣末期腎病（尿毒症）高發生率的可能原因？

國內罹患慢性腎功能不全的人，估計目前約有220萬人。必須長期仰賴透析（即洗腎）的患者，也已高達8萬多人。

根據美國腎臟登錄系統（USRDS）紀錄顯示：國人腎臟病、洗腎發生率及盛行率，已經超越美國、日本，在全世界中名列前茅。可能的原因包括：

①**不當使用具腎毒特性的中藥或西藥**：國人有自行購藥、使用不明成分偏方，或亂吃減肥藥的習慣，這些來源不明或過量的藥物都會傷害腎臟。

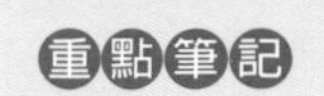

台灣人有自行服用止痛藥、腎毒性中藥或西藥、不明成分偏方、減肥藥，或自己購買成藥的習慣，這些來源不明或過量的藥物都會傷害腎臟，甚至有可能因此延誤了好的治療時機，把小病熬成大病。

②**高危險群未獲得良好的控制**：缺乏足夠的自我保健正確知識。

③**不正確的就醫觀念**：腎臟病早期症狀並不明顯，很容易被忽略。

④**慢性腎臟病患者未獲妥善的醫療照顧及控制**。

⑤**愛吃檳榔**：由台灣本土的調查研究發現，「嚼檳榔」會增加糖尿病腎病變的尿蛋白量，對腎臟造成更進一步的傷害，加速腎功能惡化。

⑥**被忽略的重金屬汙染議題**：已故毒物科權威林杰樑醫師發現，「鉛中毒」會造成慢性腎臟病的惡化。環境毒素的堆積也會影響國人的腎臟健康。

⑦**某些心血管疾病的共同危險因素**：包括抽菸、肥胖、高血壓、高血脂等，都必須好好注意，並努力控制、改善。

人口老化問題、「全民健康保險」制度的影響、飲食型態的改變、大眾普遍缺乏腎臟相關知識、糖尿病和心血管疾病盛行率高——都是致使國人腎臟病發生率節節攀升的原因之一。

Q45 哪些人是腎臟病的高危險群？

1.老年人：隨著年齡增加，腎臟功能會自然衰老，對藥物更敏感、生理機能也變差。因此，四、五〇歲以上的人，要更加關心腎臟功能，最好每年定期做尿液與腎功能的健康檢查。

2.高血壓患者：血壓太高會加重腎臟的負荷。長期高血壓也會造成腎動脈的硬化，影響腎功能。對於各種慢性腎臟病的治療而言，控制高血壓已經成為最重要的預防措施。高血壓病人如果血壓控制得宜，每年做一次尿液與腎功能的健康檢查即可；但是如果血壓控制不甚理想，每隔3至6個月就得檢查一次腎功能。

重點筆記

控制血壓對於腎臟功能有問題者來說相當重要。高血壓病人如果血壓控制平穩，每年做一次尿液與腎功能的健康檢查即可；但是如果血壓控制不理想，每隔3至6個月就得檢查一次腎功能。

3.亂吃藥的人：有些藥物可能會對腎臟造成很大的傷害，例如：慢性腎炎患者若是胡亂服用解熱鎮痛藥（如：乙醯胺酚、阿斯匹靈）、含馬兜鈴酸的中草藥等，都會對腎臟造成不可挽回的傷害。

4.糖尿病患者：半數以上的糖尿病患者在十多年內會逐漸發展為慢性腎臟病。因此，糖尿病患者要十分警惕腎臟病——關鍵是控制好血糖值。

5.高血脂症患者：如果血脂（膽固醇、三酸甘油酯）沉積在血管中，不僅造成心臟血管的硬化，同時也會影響腎血管，導致腎動脈硬化。而肥胖者除了血脂高影響到腎功能外，機體代謝過快也會使腎臟功能受損。因此肥胖者要學會控制體重、改善生活方式，這十分重要。

6.合併其他器官功能異常者：例如肝硬化、心臟衰竭，皆屬於容易發生腎臟疾病的高危險群。

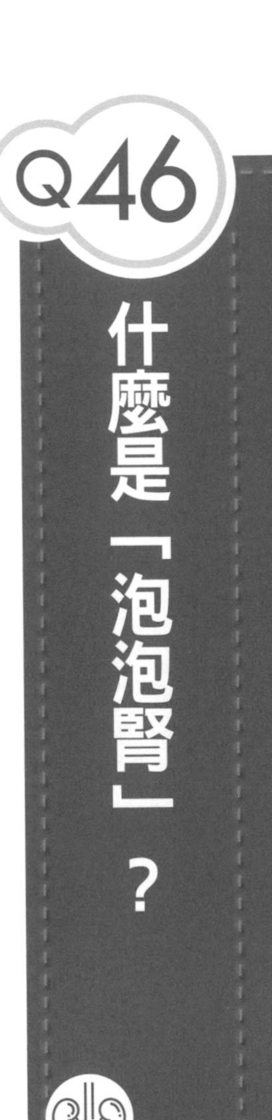

多囊腎又俗稱泡泡腎，其實正式的全名是「自體顯性多囊性腎臟病（ADPKD）」，是一種遺傳疾病。發病時，會在腎臟長出許多異常的囊腫——俗稱「水泡」，吞噬正常的腎臟組織。

由於腎臟的主要功能是排除體內的毒素及水分，所以當腎臟被異常生長的水泡佔滿時，就無法清除身體的毒素及水分，而會造成所謂的「尿毒症」。多囊性腎臟病的水泡大小不一，不但侵犯腎臟，它同時也侵犯肝臟、胰臟。目前，多囊性腎臟病並無有效的治療方式。

哪些人容易得多囊腎？

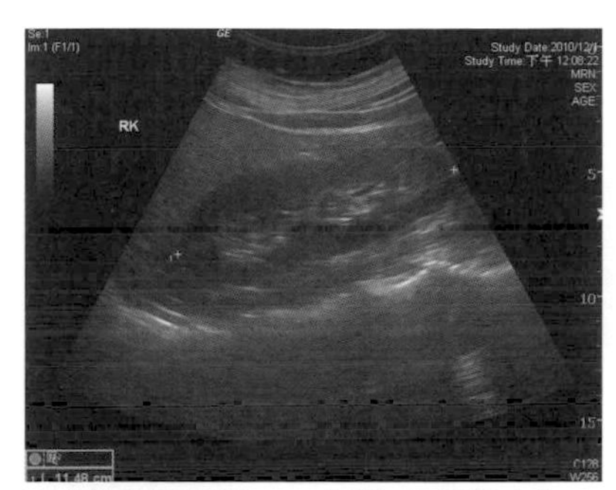

▼超音波檢查——右腎（正常人）

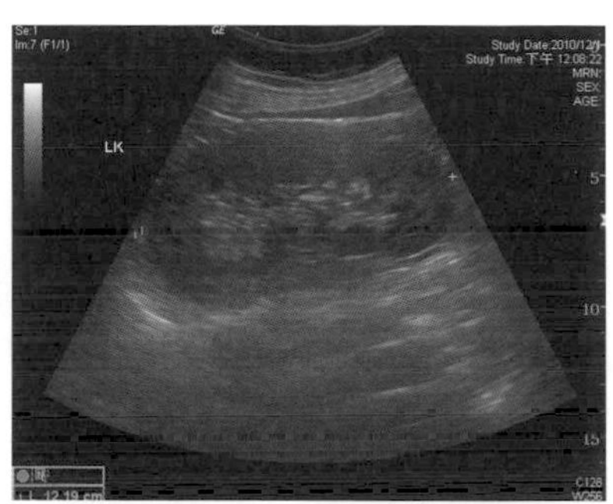

▼超音波檢查——左腎（正常人）

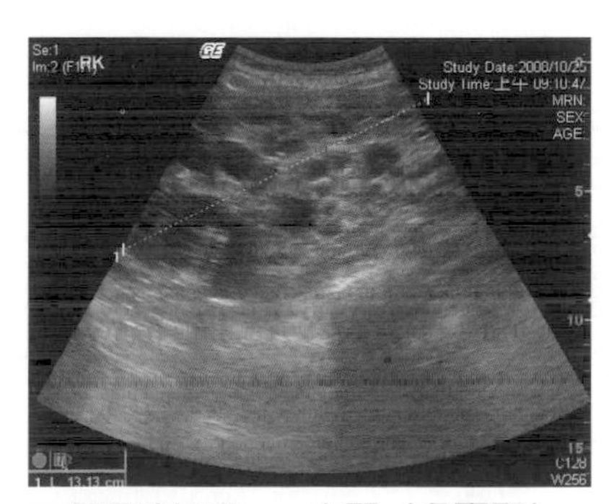

▼超音波檢查——右腎（多囊腎）

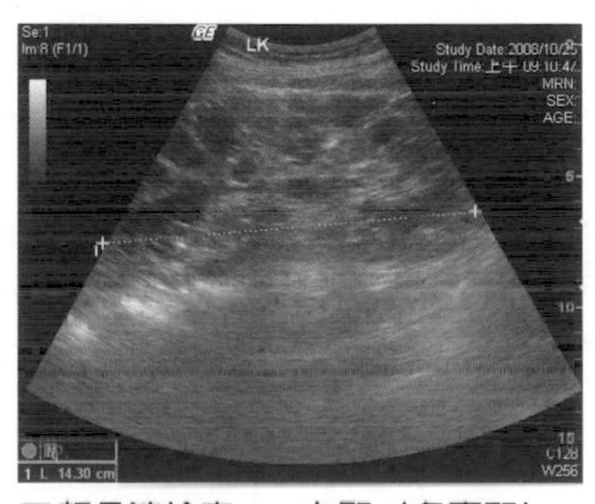

▼超音波檢查——左腎（多囊腎）

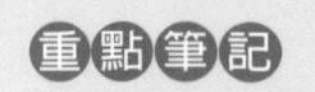

腎臟的主要功能是排除體內的毒素及水分，所以當腎臟被異常生長的水泡佔滿時，就無法清除身體的毒素及水分，而會造成所謂的「尿毒症」。

由父親或母親遺傳的機率為50％，男性、女性罹患的機率相同。但是一旦帶有多囊性腎臟病的基因，就會發病；擁有多囊性腎病基因的病人約有50％會發生極嚴重的腎功能異常。目前許多研究顯示：患者對疾病的認識程度，是否確實地做到飲食控制、適當運動等，在疾病的發展進程中佔有其重要性。

除了特殊基因的研究外，目前臨床判斷還多是仰賴影像診斷學。腎臟超音波是最方便、便宜、無輻射，且不具侵入性的檢查。若病人腎臟變得很大，兩側布滿大大小小的水泡，同時合併有肝臟水泡，再詢問過家族病史，我們就幾乎可以判定是「多囊性腎病」。除非是超音波的診斷沒法確定，且懷疑有水泡、出血、腎結石、膿瘍（abscess），或有癌症的可能時，才會考慮電腦斷層掃描（CT scan）。

治療多囊腎

此疾病目前沒有特效藥物可以根治，必須定期追蹤檢查，早期處理併發症，延緩演進至腎衰竭階段。多囊性腎病應注意事項：

①控制血壓：血壓是預防腎臟功能惡化的關鍵因子之一，請按時服用降血壓藥物。

②注意飲食：低鹽、低蛋白質飲食，避免任何的咖啡因食物，包括：咖啡、茶、可可、巧克力。

③預防尿道感染：如發現頻尿、小便後有痛感等，請至醫院檢查是否有尿道發炎或膀胱發炎。

▼正常腎臟之電腦斷層——有顯影劑

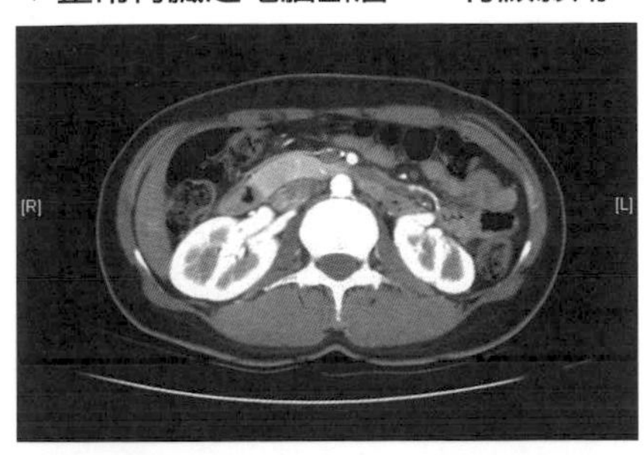

▼多囊腎（泡泡腎）之電腦斷層——無顯影劑

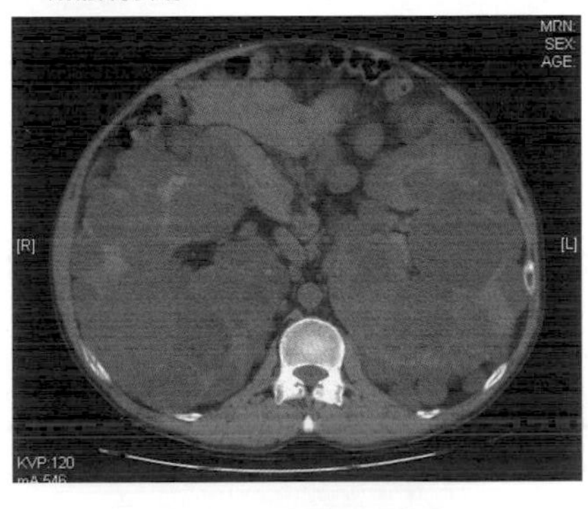

▼超音波檢查——左腎（腎膿瘍）

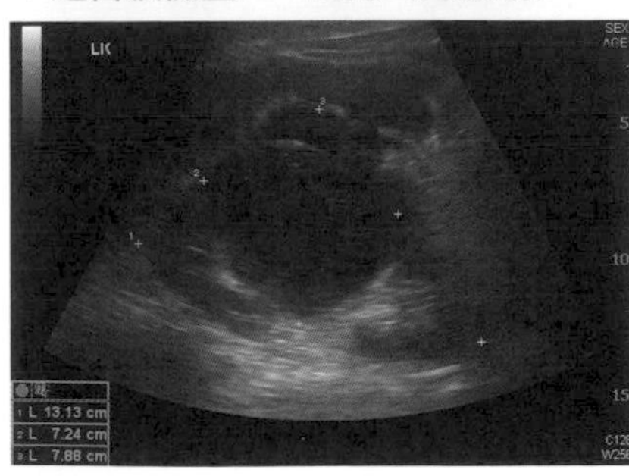

④**避免擠壓或碰撞病變腎臟**：通常建議穿吊帶褲，不要使用環繞腹部的安全帶，如此可預防病變腎臟因碰撞或擠壓而受到傷害。

⑤**適當運動**：要避免太劇烈或可能造成創傷的運動，可選擇步行、游泳、有氧運動等。

⑥**不隨便服用藥物及偏方**：特別是止痛藥及中藥。

⑦**腰痛**：排除其他可能的致病原因（例如：足出血或感染）。多臥床休息、抽出水泡膿水，或甚至進行手術切開水泡等，對於腰痛治療而言有其功效，但必須經專科醫師判斷及處置，萬不可自行處理。

⑧**血尿**：臥床休息，通常就可控制出血；若無法阻止出血，也可經由腎動脈導入栓塞物（一般用金屬線圈或注射醫用組織膠），以達成阻斷局部血流並阻止出血的目的。

⑨**腎臟感染**：預防感染，包括：避免泡澡及憋尿、性交後立刻排尿。

⑩**腦動脈瘤**：超過直徑1公分，或引起腦神經症狀之腦動脈瘤，才需要治療。

⑪**腎結石**：每日飲用足量的水，讓病人尿量達於2公升，幫助結石

排出。倘若結石還是無法排出，才需要考慮手術。

⑫**懷孕**：無論男、女，只要腎功能正常，懷孕生子與常人並無差別；懷孕是否會加速腎臟功能惡化，還未經證實，但肯定會增加肝水泡的產生。

⑬**腎臟替代性療法**：慢性腎臟病患者併發尿毒症之時，病人須接受透析治療或腎臟移植。注入腹膜透析液，會加重病人腹脹，但多囊腎並不是腹膜透析治療的禁忌病症。而腎臟移植也並不一定要割除原有的腎臟，除非有復發性泌尿道感染、難治的疼痛、腎腫瘤、腎結石、膿尿、持續的巨觀性血尿（肉眼可見），或是有壓迫到下腔靜脈的情形。

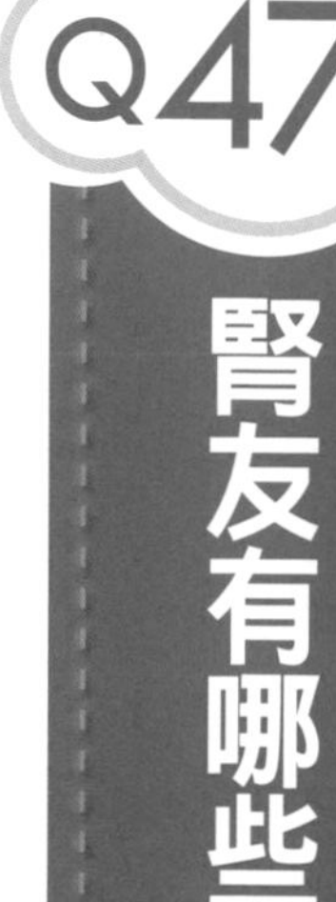

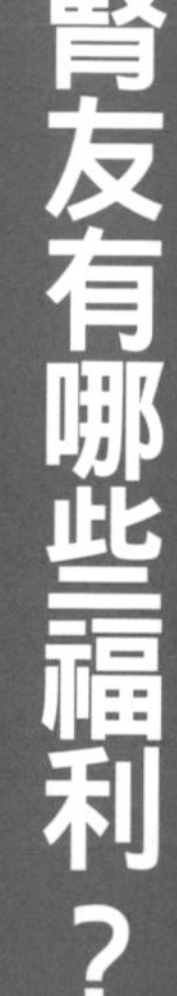

洗腎病患雖然生活上有許多不便之處，然而在全民健康保險的支持與民間團體的爭取下，讓洗腎的朋友得以減少醫療費用的支出，也有更多的社會福利。以台北慈濟醫院所提供的福利諮詢為例，腎友具有下列福利：

重大傷病卡

患慢性腎衰竭且定期透析者，經腎臟科醫師判定後，可以憑30日內之診斷證明、病歷或檢查報告、申請書、身分證影本、健保IC卡，至縣市健保署或分區業務組申請，通過即會在健保IC卡上註記「重大傷病病名：○○病」。核定時間約10天，分臨時卡和永久卡。就醫診斷之病名與全民健康保險所載之重大傷病項目相符者，可免除部分負擔。

身心障礙手冊

帶著申請書、身分證影本（未滿14歲者得檢附戶口名簿影本）、印章、一寸半身照片3張，至戶籍地的鄉、鎮、市、區公所辦理，將「身心障礙者鑑定表」交給主治醫師進行鑑定後，由醫院或本人親送，申請時間約1、2個月。完成「身心障礙手冊」申請後，享有下列福利：

■勞健保費減免

——重度、極重度全額補助；中度補助1/2；輕度補助1/4。

■身心障礙者生活補助

——中度、重度、極重度身心障礙者，為列冊／非列冊之低收、中低收入戶，且未受政府公費收容安置者，每月可領身心障礙者生活補助。每年申請、每月撥款，依照障礙等級、財產調查結果，各縣市的撥款額度略有不同。

■醫療看護費用補助

■減免子女學雜費

■職業訓練與訓練期間之生活津貼、就業輔導

■創業貸款利息補貼

■公益彩券經銷權

■自力更生創業補助

■減免稅優待

——①**綜合所得稅**：本人、配偶、受扶養親屬之特別扣除額20萬。

——②**牌照稅**：每一身心障礙者可申請一輛車免徵牌照稅，身心障礙者有駕照者，車輛須為身心障礙者本人所有；無駕照之身心障礙者，車輛須為身心障礙者本人、配偶或同戶籍二親等所有，才可以申請稅額減免，但可免徵金額以2400 cc之車輛的稅額為限，超過的部分則不予免徵。

——③**遺產稅**：若為被繼承人的父母、配偶、直系血親卑親屬，且又符合「重度身心障礙」或「精神衛生法所規範的嚴重病人」之繼承人，每人可享有618萬元的遺產稅扣除額；依順位有繼承權者，若拋棄繼承權則不能扣除。

■**搭乘大眾交通工具優待**——①愛心悠遊卡（限申請一張愛心陪伴卡）；②身心障礙者專用停車識別證（身障車位免停車費）；③火車及飛機票錢半價（隨同家屬一人同享優惠）。

■**復康巴士**

■**身心障礙者權益保障法**——申請於公共場所開設零售商店或攤販，及購買或承租國民住宅、停車位之優先保障。

■**急難紓困（原「馬上關懷專案」）**

身心障礙給付（農民健康保險、農民職業災害保險）

至勞保局或農保局領取「身心障礙給付申請書」，給主治醫師進行鑑定後，由投保單位送勞保局審核。醫師判定終生洗腎之二年內可申請。

※自全民健保開辦後，農民保險提供的保障僅剩餘「農保生育給付」、「傷害給付及就醫津貼」、「身心障礙給付」、「喪葬津貼」這四個項目。

新北市小型復康巴士服務辦法

育成社會福利基金會與新北市政府合作，提供身心障礙者上班、上課、就醫、公民投票、民族掃墓、市府核准之公益活動的搭乘服務。採事先預約制，服務範圍涵蓋新北市、台北市、基隆市、桃園市，唯起訖點須有一處位在新北市境內。若非設籍於新北市，預約之起點須位於新北市內。

(1) **服務費率**：新北市政府核定之計程車費率之1/3計價，共乘則依前者費率之66折計算。如為設籍新北市之低收入戶，每月可免費搭乘8趟次；行駛高速公路路段，其通行費由服務對象負擔。

(2) **乘車服務時間**：每日上午6時至下午11時（為抵達乘客出發起點之時間）；遇天候或災害事故，經新北市政府公告停止上班，該日便停止服務。

(3) **預約時間**（復康巴士營運中心）

每日——上午7時至下午7時；**前一天預約**——上午9時至下午7

時；**當日預約**——上午9時至乘車時間的前2小時。

(4)**預約專線**：（02）8258－3200〔復康巴士營運中心〕、新北市境內市話及手機直撥1999。

(5)**訂車步驟**：①姓名、乘客編號（身分證字號後四碼）；②預定乘車日期、事由；③出發時間、預定抵達時間；④出發地點、抵達地點，回程與否；⑤是否有陪同人員（限一人）。第一次訂車，請告知身分證字號、聯絡電話、通訊地址、手機等基本資料。

(6)**乘車等候**：乘客請依預約時間準時至上車地點等候。巴士抵達超過10分鐘，乘客仍未到達約定地，視同「因故取消服務」。

(7)**取消服務**：預約後若因故需取消服務，最遲於預定乘車時間前2小時，透過專線電話取消，待服務人員回報取消成功即完成。

(8)**乘車保險**：依法規每輛巴士均有投保強制汽車責任保險、第三人責任險、乘客險之綜合理賠。

※以上福利會因縣市而略有出入，請暨友務必向洗腎單位詢問清楚。

Q48 成雙成對的腎與肺，如何保健？

「腎臟」是人體負責排除多餘水分及毒素的器官。「肺臟」最重要的功能是呼吸。這二者同是成雙成對的器官，彼此間又有什麼關聯呢？

以往我碰上的臨床病例中，腎功能不好的病友，因為水分排不出去，極易有下肢水腫的困擾，也有可能因此導致肺積水，所以有些晚期的腎臟病患者，常會覺得喘不過氣來。接受血液透析的洗腎患者，每週得到洗腎室洗腎3次，於醫療院所接觸到病菌是在所難免。而慢性腎病洗腎者的免疫力較差，萬一不慎感染了肺炎，致命性會比一般健康者高出14至16倍，且五成以上都是感染了肺炎鏈球菌。可諮詢腎臟科醫師，討論如何預防感染肺炎，以保護肺臟的健康。

重點筆記

除了戴口罩、勤洗手外，同時施打流感疫苗、肺炎鏈球菌疫苗，對腎友的肺臟保護是相當重要的。

臨床上，免疫不全（immunodeficiency）的腎友，在腎臟功能越變越差之後，即使感染了肺炎，也不見得會有明顯咳嗽、高燒的典型症狀，倒可能會有血壓偏低、活動力比較差、神智不是很清楚等情形，所以家屬更應提高警覺心，留意這些異常的徵兆。平時，出入醫療院所的洗腎室，以及人潮擁擠的公共場所這類感染病菌機會較高的空間，要記得戴口罩、勤洗手。有吸菸習慣的老菸槍，宜積極戒菸。在秋、冬流感季節，不管是洗腎、換過腎的腎友，或是有大量尿蛋白的腎病症候群患者，別忘了要去施打肺炎鏈球菌疫苗、流感疫苗，加強保護。

此外，根據發表在歐洲腎臟醫學會官方雜誌上一個囊括11萬名洗腎患者的觀察型研究指出，同時施打流感疫苗、肺炎鏈球菌疫苗的患者，和完全沒有施打任何疫苗的患者比較起來，可以降低27%的死亡率。另一篇發表在美國腎臟基金會官方雜誌的觀察型研究，也指出晚期腎臟病的腎友，單打一劑流感疫苗，可減少21%的死亡率，但若再追加一劑肺炎鏈球菌疫苗，則能減少30%的死亡率。

就因為流感病毒會破壞上呼吸道黏膜的天然保護屏障，讓躲藏在鼻腔深處的肺炎鏈球菌有機會可以大舉侵犯，所以我個人建議，若是患者沒有對疫苗過敏的問題，合併施打這兩種疫苗對腎友的肺臟保護是相當重要的。

Q49 為何腎友到最後總要截肢？

已經透析一段時間的腎友，會發現同洗腎室的病友有好幾位都截肢了，可能是少了幾根腳趾頭、腳板只剩一半、失去整個腳掌或只剩下膝蓋，而這種情況通常不會只發生在一隻腳上，聽過病友說，某人前幾年切了左腳，最近又切了右腳。

那名病友的遭遇會不會發生在自己身上？腎病到最後真的都要截肢嗎？主要肇因多發生於腳周圍的「下肢周邊動脈阻塞疾病」所引起的組織缺血、潰瘍，若沒有及時治療，就會演變成「危急性下肢缺血」，難逃截肢的下場，甚至危及性命。

據統計，每四個透析患者中，就有一個罹患下肢周邊動脈阻塞疾病。

而在日本，每一〇〇名洗腎的人當中，就有一名會在一年內截肢，這些數字都說明了「下肢動脈血管病變」和「截肢」與每一位腎友的距離之近，遠超過我們的想像。

更可怕的是，下肢動脈血管病變在演變成危急性下肢缺血之前，通常沒有症狀，若在病人及家屬缺乏警覺、未定期至洗腎室做腳檢查的狀況下，很容易錯過治療的黃金時期，等發現時通常為時已晚。

因此，清楚地認識何謂「下肢動脈血管病變」，了解自身風險以及積極地關注下肢問題，是避免走向截肢的第一步。

糖尿病與心臟血管病變＋血管鈣化＋尿毒＝「下肢動脈血管病變」的三重高風險

台灣透析患者中，大約有快要一半會合併糖尿病，「末梢神經及血管病變」是糖尿病最常見的慢性併發症。一般來說，罹患糖尿病滿10年的患者當中，約有一半的人會併發神經病變，再過5到10年，就會逐漸演變為動脈血管病變。

而末期腎臟病患雖然可藉由血液透析或腹膜透析維持一定程度的生理機能，但終究無法取代正常的腎臟功能，病人血液中的尿毒素仍較常人高，且無法正常地代謝鈣、磷、鉀等離子，都更為血管功能增添危機。雖然尚未有正式統計，但是腎友若有因足部傷口而進行過心臟血管的治療，通常八成以上的病人會有程度不等的血管鈣化問題，這也讓治療更增添難度。

根據我和陽明大學的研究團隊先前合作過的一項研究計畫，發現當罹患了慢性腎臟病的實驗小鼠血液中的「親蛋白質尿毒素」偏高時，會干擾小鼠的內皮前驅細胞功能，進而影響周邊血管的再生能力。更令人訝異的是綜合分析的結果——可改善心臟血管功能的藥物[21]，用在末期腎衰竭病人身上，其療效不比用於一般人身上好。

---

[21] 例如「血管收縮素轉化酶抑制劑（ACE inhibitor）」或「血管收縮素受體阻斷劑（ARB）」。

一項我剛完成的動物研究顯示，當慢性腎臟病小鼠體內的「親蛋白質尿毒素」偏高的狀態下，就會抑制 ARB 原本對周邊血管進行新生作用的效果，使其保護心臟血管的功能大打折扣，上述研究證實了「尿毒症」本身即是下肢動脈血管病變的風險因子。

因此腎友須明確地認識到，糖尿病與心臟血管病變、血管鈣化、尿毒症，是下肢動脈血管病變且也是導致截肢的主要風險因子，應要提高警覺並更積極地面對。

下肢動脈血管病變的自我風險確認

- ☐ 糖尿病
- ☐ 持續透析時間超過 5 年
- ☐ 透析清除率不佳
- ☐ 鈣、磷之乘積值 > 55 mg^2/dl^2
- ☐ 血磷濃度超過 6.0 mg/dl，或不足 3.5 mg/dl

多摸多看，小題大作

居家檢查下肢血管狀況，有一些簡單的方法可以進行，例如：用手摸腳掌感覺溫度、足背是否有脈搏、用手壓腳掌或腳趾看皮膚變色後恢復的狀況、腳抬高再放下時產生的顏色變化等等。

當血管功能及血液循環正常的時候，腳摸起來通常是溫暖的，且足背可感受到脈搏；若用手壓腳掌，用力壓下去時皮膚顏色會變白，但手一放開馬上會恢復為原來的顏色。因此，若腳摸起來冰冷、摸不到脈搏、手壓腳掌放開後顏色過了一陣子才恢復，那就表示血液循環有問題；還有，血循環不好的人，腳一抬高很快就變得蒼白，這也是一個警訊。

然而，因為許多洗腎患者的眼睛並不好、皮膚較為暗沉，或是行動能力不佳，要彎腰摸自己的腳，檢查是否有足部變形或小傷口就會比較困難，所以需要家人協助檢查腳。幾個簡單的小動作，就能持續監控足部血循環的狀況，一旦發現了異狀，就必須向洗腎室的醫護人員反映，或盡速至「心臟血管內科／外科」就醫。

早期治療，可以預防截肢

因為手術及藥物技術的進步，只要及早就醫，且讓腎友的血管保持通暢，便能夠使惡化的速度減緩，給醫師足夠的時間做詳盡的診斷及處置。現在有些洗腎中心也會協助腎友做慢性傷口的護理，或是使用洗腎室中常見的「低能量遠紅外線治療儀」照射足部，以協助傷口癒合，及改善足部的血液循環。

做好足部保健

(1)控制血磷、血鈣，降低血管鈣化的風險。
(2)進行足量透析，減少尿毒素對心臟血管的傷害。
(3)適量運動，鍛鍊心臟血管。
(4)每天使用低能量遠紅外線治療儀照射足部，以期改善血管內皮細胞功能。
(5)盡量不要赤腳或穿拖鞋，穿著合腳且能保護足部的鞋。
(6)仔細清潔雙腳，並注意足部皮膚的保溼。
(7)若有卷甲、皮膚角質化或長繭的狀況，不要自行處理，可到皮膚科診所請醫師處置。

Q50 何謂「醫病共享決策」？面對末期腎臟病，我能怎麼運用它來了解有哪些治療的選擇呢？

醫病共享決策，幫助病友做出最適合的決定

當患者一聽到自己是末期腎病，可能需要洗腎，往往晴天霹靂，不知該如何是好。有些人可能連什麼是末期腎病、洗腎都不太清楚。在過去，上述情況只能聽醫師指示、建議；如今腎臟醫學領域在推廣「醫病共享決策」計畫，病友做決定前，可以充分了解整體狀況、治療選項的利弊得失，與醫師討論後，做出最適合的決定。

醫病共享決策（shared decision making, SDM）這個名詞，最早是一九八二年時，美國以照護病人為核心思考的「共同福祉計畫」上，為促進醫、病相互尊重與溝通而提出。在一九九七年由 Charles 提出操作定義：至少有醫師和病人雙方共同參與，醫師提出各種不同處置之實證資料，病人則提出個人的喜好與價值觀，彼此交換資訊討論，共同達成最佳可行之治療選項。這過程需要花一些時間與病友溝通、進行衛教，當做出決定，病友也較能遵照醫囑接受治療，對改善醫病關係，有很大助益。

醫療團隊以淺顯易懂的說明，幫助腎友釐清各項資訊

舉例來說，當慢性腎臟病患者走到末期腎病階段，或突然發現自己已是腎病末期，常常不曉得接下來該怎麼辦，此時病友便可透過「醫病共享決策」過程，了解末期腎臟病的危險因子、症狀等資訊。

末期腎臟病有三種治療選項——血液透析、腹膜透析、腎臟移植。之中以血液透析、腹膜透析為主流，亦有「安寧療護」提供給不願意接

重點筆記

慢性腎臟病患者走到末期腎病階段，或突然發現自己已屆腎病末期，不知道下一步該怎麼走，此時病友可以透過「醫病共享決策」過程，做出對自己最合適的選擇。

受透析的患者。醫療團隊透過淺顯易懂的決策輔助工具（patient decision aids, PDAs）：如單張文宣或手冊、影像媒體（video）、電腦系統程式、線上或搭配 QR Code 的臨床互動工具，讓病友更了解各種選項的好處、併發症風險，讓病友仔細思考過後再做決定。

以台北慈濟醫院為例，從二〇一七年起，腎臟科便開始使用互動式電腦版的輔助工具，隔年結合媒體管道，自二〇一八年三月開始，便將電腦版本的輔助工具更改為自製影片於 YouTube 播放，大幅縮短了衛教時間，讓病患獲得更多醫療資訊，這些溝通都能讓治療過程更順利，病友也能從中獲得許多幫助和好處。

國家圖書館出版品預行編目（CIP）資料

腎臟病關鍵50問 / 郭克林作. -- 二版.
-- 新北市 : 文經社, 2019.09
面； 公分. -- (Health ; 19)
ISBN 978-957-663-777-3（平裝）

1.腎臟疾病 2.問題集

415.81022 108007340

文經社

Health 019

腎臟病關鍵50問

作　　者 郭克林
責任編輯 王姵文
美術設計 周家瑤
插　　畫 葉國康

主　　編 謝昭儀

出 版 社 文經出版社有限公司
地　　址 241新北市三重區光復路一段61巷27號11樓（鴻運大樓）
電　　話 (02) 2278-3158、(02) 2278-3338
傳　　真 (02) 2278-3168
E-mail cosmax27@ms76.hinet.net

印　　刷 永光彩色印刷股份有限公司
法律顧問 鄭玉燦律師

發 行 日 2019年9月 二版
定　　價 新台幣350元

Printed in Taiwan